U0294876

华西口腔医院医疗诊疗与操作常规系列丛书

儿童口腔科诊疗与操作常规

主　编　邹　静　李小兵

编　者（以姓氏笔画为序）

马　佳　王　了　王　艳　王洁雪　王娅婷　冯　婷

刘人恺　刘敏川　孙飞飞　李　雪　李小兵　杨　燃

邹　静　张　琼　张扬根　张越茗　陈延迪　易俭如

周　媛　周陈晨　林彦廷　徐庆鸿　徐舒豪　郭维华

黄诗言　黄睿洁　彭怡然　程　然　曾　皓　蒙明梅

主编助理　张　琼

人民卫生出版社

图书在版编目（CIP）数据

儿童口腔科诊疗与操作常规/邹静，李小兵主编
. —北京：人民卫生出版社，2018
（华西口腔医院医疗诊疗与操作常规系列丛书）
ISBN 978-7-117-27645-0

I.①儿… Ⅱ.①邹… ②李… Ⅲ.①小儿疾病 - 口
腔疾病 - 诊疗 - 技术操作规程　Ⅳ.①R788-65

中国版本图书馆 CIP 数据核字（2018）第 240040 号

人卫智网	www.ipmph.com	医学教育、学术、考试、健康，购书智慧智能综合服务平台
人卫官网	www.pmph.com	人卫官方资讯发布平台

儿童口腔科诊疗与操作常规

主　　编：邹　静　李小兵
出版发行：人民卫生出版社（中继线 010-59780011）
地　　址：北京市朝阳区潘家园南里 19 号
邮　　编：100021
E - mail：pmph @ pmph.com
购书热线：010-59787592　010-59787584　010-65264830
印　　刷：北京铭成印刷有限公司
经　　销：新华书店
开　　本：710×1000　1/16　印张：12
字　　数：203 千字
版　　次：2018 年 11 月第 1 版　2020 年 11 月第 1 版第 4 次印刷
标准书号：ISBN 978-7-117-27645-0
定　　价：50.00 元
打击盗版举报电话：010-59787491　E-mail：WQ @ pmph.com
（凡属印装质量问题请与本社市场营销中心联系退换）

总序

　　四川大学华西口腔医院始建于 1907 年，是中国第一个口腔专科医院。作为中国现代口腔医学的发源地，华西口腔为中国口腔医学的发展作出了杰出贡献，培养了一大批口腔医学大师巨匠、精英栋梁和实用人才。

　　百余年来，四川大学华西口腔医院坚持医疗立院、人才兴院、学术强院的发展思路，在临床诊疗、人才培养、科学研究、文化传承中不断创新发展，形成了华西特色的口腔临床诊疗规范和人才培养模式，具有科学性、指导性，易于基层推广。在多年的医疗工作、临床教学、对外交流、对口支援、精准帮扶工作中，深深地感到各层次的口腔医疗机构、口腔医务工作者、口腔医学生、口腔医学研究生、口腔规培医师，以及口腔医疗管理人员等迫切需要规范性和指导性的临床诊疗书籍。为此，四川大学华西口腔医院组成专家团队，集全院之力，精心准备，认真撰写，完成了这套诊疗与操作常规系列丛书。

　　《华西口腔医院医疗诊疗与操作常规》系列丛书共分 17 册，包括口腔医学所有临床学科专业。本系列丛书特点：①理论结合实际，既包括基础知识，又有现代高新技术；内容编排更贴近临床应用，深入浅出的理论分析，清晰的工作流程，明确的操作步骤；②体系完整，各分册既独立成书，又交叉协同，对临床上开展多学科会诊、多专业联动也有较强的指导性；③内容周详，重点突出，文笔流畅，既能作为教材系统学习，又能作为工具书查阅，还能作为临床管理工具运用，具有非常强的可阅读性和可操作性。

　　衷心感谢主编团队以及参与本系列丛书撰写的所有同仁们！感谢人民卫生出版社在出版方面给予的大力支持！感谢所有的读者！

谨以此书献给四川大学华西口腔医院 111 周年华诞！

《华西口腔医院医疗诊疗与操作常规》总主编

2018 年 9 月于华西坝

前言

随着全社会及广大家长口腔健康意识不断增强,对儿童口腔健康的需求日益增大,儿童口腔临床不再只是以治疗为目的。儿童口腔医学将以建立健康教育和预防管理型的临床学科为目标,以早期预防、早期干预及早期诊疗为手段,对 0~14 岁儿童进行全生命周期的口腔健康管理,包括孕期母胎健康指导和儿童牙、牙列、颜面颌骨的健康管理,这是我国未来人口全身健康的前提和保障。目前我国儿童口腔临床工作主要是以口腔专科医院儿童口腔科为中心开展儿童口腔疾病的临床诊治工作,而广大以儿童为主要诊治对象的儿童医院、妇幼保健院及民营儿童口腔诊所的基层医师缺乏儿童口腔专科医师规范化培训,缺乏与国际先进临床规范接轨的机会,其临床技术及学习需求日益增大。

四川大学华西口腔医院儿童口腔科是我国现代儿童口腔医学的发源地,作为国家临床重点建设专科,从儿童口腔疾病的发生规律和流行病学特点出发,积极开展儿童口腔常见病、多发病、疑难病的诊治与预防,筛选最适宜我国儿童口腔各种疾病的诊治模式与技术,提高临床诊治水平,努力打造国内一流、国际知名的中国西部儿童口腔疾病诊疗中心及专科人才培训基地。《儿童口腔科诊疗与操作常规》由四川大学华西口腔医院儿童口腔科优秀人员组成的团队编写,以全生命周期儿童口腔健康管理理念为指导,本着理论联系实际,以临床应用为主的原则,对孕期及不同年龄段儿童的口腔健康管理特点和具体内容、儿童口腔临床特有的行为管理技术、儿童常见牙病及早期错𬌗畸形的诊治技术进行了详尽的介绍,既与国际先进儿童口腔医学理念接轨,又总结了四川大学华西口腔医院儿童口腔科多年来的临床实践经验,是广大从事儿童口腔保健及儿童牙病治疗的医务工作者有益的参考书,相信这本凝聚了华西儿童口腔几代人心血的专著将对我国儿童口腔医学的发展和推广起到积极的推动作用。

由于我们水平有限,书写上难免存在不足之处,敬请广大同仁批评指正!

邹　静

2018 年 6 月

目录

第一章

儿童口腔健康管理

　　儿童口腔健康管理（oral health management for children, OHMC）是指从胚胎至成人这一生长发育过程中针对儿童口腔疾病发生的病因、机制及发生发展，利用口腔预防和治疗的各种方法进行牙颌面健康生长发育的早期管理，如儿童龋病的早期预防、乳牙反𬌗或口腔不良习惯的早期阻断等。OHMC 具有三个层面的含义：早期预防、早期诊断和早期干预。早期预防是指去除可能造成儿童牙病、错𬌗畸形、颜面颌骨异常的病因（如积极治疗孕妇口腔疾病、维护孕期的全身健康及口腔健康、婴幼儿的口腔健康档案及口腔健康维护；评估儿童患龋风险，根据其患龋风险实施不同的干预措施等）。早期诊断是指早期识别危害儿童口腔健康的疾病，创造有利于儿童建立健康牙及牙列的良好口腔功能环境（如识别儿童早期龋，识别可造成错𬌗及面颌部畸形的口腔不良习惯，颌骨发育异常等）。早期干预是指早期干预和治疗正在发生和发展的儿童牙病、不良咬合关系及面颌畸形。

　　儿童口腔医学的学科范畴为涵盖维持和增进从胚胎至成人这一生长发育过程中儿童口腔的健康，预防和治疗这一过程中可能出现的口腔疾患、发育异常及咬合不正，并进行定期口腔健康管理。我们提出并推行的 OHMC 就是通过从孕期开始对儿童口腔疾病早期预防、早期诊断和早期干预，最终达到儿童牙、牙列及颜面的功能与美观协调、平衡的健康。

第一节 妊娠期口腔健康管理

一、妊娠前期口腔健康管理

（一）口腔卫生指导

1. 坚持每日早晚刷牙，推荐采用 Bass 刷牙法，进食后清洁口腔。
2. 使用牙线清洁牙邻面。
3. 饮食指导，合理膳食。

（二）口腔检查和治疗

全面治疗龋病、牙髓及根尖周病，拔除残根和智齿，控制牙周病等。

二、妊娠初期口腔健康管理

妊娠初期为妊娠 1~3 个月。胎儿的重要器官、牙颌面部发育始于这一时期。

（一）饮食指导

合理摄取优质蛋白质、微量元素和维生素，保证胎儿牙胚正常发育并增强牙齿的抗龋力。

（二）口腔卫生指导

同妊娠前期。

（三）口腔检查和治疗

全身用药、X 线检查可能导致胎儿畸形或流产；治疗中产生的疼痛增加流产风险。应合理用药，尽量避免 X 线检查，治疗以缓解急性症状为主。

（四）注意事项

风疹病毒感染、吸烟（包括二手烟）和饮酒可能引起胎儿唇腭裂、颌骨发育不足、牙齿形态异常等，应尽量避免。

三、妊娠中期口腔健康管理

妊娠中期为妊娠 4~6 个月，胎儿重要器官基本形成，发育较平稳，是口腔治疗的最佳时期。

（一）饮食指导

同妊娠初期。

（二）口腔卫生指导

同妊娠前期。

（三）口腔检查和治疗

1. 妊娠期龈炎 可进行牙周基础治疗,但尽量避免全身应用药物。较大的妊娠期龈瘤可以手术切除。

2. 龋病、牙髓及根尖周病 可进行牙体牙髓疾病治疗,尽量避免剧烈疼痛而诱发流产和早产。如必须放射检查,需在保护措施下进行。

四、妊娠晚期口腔健康管理

妊娠晚期指妊娠 7~9 个月,胎儿快速生长发育,乳牙胚基本完成矿化,部分恒牙胚开始发育。

（一）饮食指导

同妊娠初期。

（二）口腔卫生指导

1. 同妊娠前期。

2. 进行产褥期及婴儿口腔卫生指导。

（三）口腔检查和治疗

以缓解急性症状、维持疗效为主,可在防护下进行 X 线检查,如必须局部麻醉可选择不含肾上腺素的药物。尽量避免拔牙、根管治疗等创伤性治疗和复杂治疗。

第二节 婴幼儿口腔健康管理

一、萌牙前婴儿口腔健康管理

萌牙前婴儿应建立口腔卫生习惯,为适应刷牙作好准备。

（一）喂养指导

使用正确喂养姿势,如喂奶不能偏于一侧,奶瓶不紧压上下颌,不能平躺喂奶；避免他人和婴儿的唾液交叉感染致龋菌，如嘴对嘴亲吻、直接喂食、共用餐具等。

（二）口腔卫生指导

喂奶后用少量温开水清洁口腔，每日早晚用手指缠清洁纱布或戴乳胶指套擦洗牙龈、腭部，清除食物残渣和按摩牙床。

（三）口腔检查和治疗

1. 真菌性口炎（又称鹅口疮）　应及时治疗。

2. 诞生牙（俗称马牙）　应密切观察或就医。

二、乳牙萌出期口腔健康管理

乳牙在 4~12 月龄萌出，约 2 岁半到 3 岁完全萌出。应及时刷牙，积极预防治疗儿童龋病。

（一）喂养指导

1. 喂奶方式　同新生儿期。1 岁以上应停止奶瓶喂养，避免夜间哺乳。

2. 辅食　增加粗糙富有纤维质的食物，促进牙面清洁和颌骨发育，培养良好的咀嚼习惯。

3. 控制高致龋食物的摄入，避免睡前进食。

（二）口腔卫生指导

1. 选择适合的婴幼儿牙刷，每日早晚蘸清水轻擦（刷）洗牙面。可配合使用不含氟牙膏或含氟牙膏，含氟牙膏用量为一薄层或不超过半个米粒大小。

2. 可采用膝盖对膝盖（knee-to-knee）的体位刷牙　儿童躺在刷牙者腿上，刷牙者固定儿童头部，另一助手膝盖对膝盖坐在刷牙者对面，握住儿童双手并用手肘固定儿童腿部。刷牙者用一只手指放在上颌磨牙后垫，拉开口角方便刷牙。刷牙方法可采用 Bass 刷牙法、Rolling 刷牙法等。

3. 牙齿邻面有接触时，应使用牙线清洁。

（三）口腔检查和治疗

1. 萌出第一颗乳牙后即可行第一次口腔检查，建立儿童口腔健康档案，之后每 3~6 个月进行常规口腔检查，包括牙齿发育、口腔不良习惯、龋病、牙周病、错𬌗畸形等。

2. 龋风险评估　①高龋风险因素包括：看护者有活跃性龋，家庭社会经济地位低，儿童每天 >3 次零食，含奶瓶睡觉，dmft>1，有活跃性白垩斑，变异链球菌计数高、唾液流速低等；②中龋风险因素包括：儿童有特殊健康需求，牙面有可视性菌斑,有不良充填体,口内矫治器等;③保护性因素包括:氟化物应用,定期口腔保健等。

3. 评估为高、中龋风险者,每 3~6 个月使用含氟涂料等氟化物。

4. 应尽早治疗低龄儿童龋(early childhood caries , ECC)。

（四）预防牙外伤

保育人员应加强监护,避免乳牙外伤。

（五）注意事项

使儿童适应就诊环境和口腔检查,避免和减少牙科恐惧症的发生,培养积极的口腔健康态度。

第三节 学龄前期和学龄期
儿童口腔健康管理

一、学龄前期口腔健康管理

学龄前期为 3~6 岁儿童,多属于乳牙列期。

（一）饮食指导

同乳牙萌出期。

（二）口腔卫生指导

1. 选择适合的儿童牙刷和含氟儿童牙膏,牙膏量为豌豆大小,每日早晚刷牙,每次刷牙时间至少 2 分钟。

2. 刷牙者站在儿童身旁或身后协助刷牙,方法同乳牙萌出期。

3. 牙线清洁牙邻面。

（三）口腔检查和治疗

1. 口腔检查和龋风险评估 同乳牙萌出期。

2. 专业用氟 高龋风险每 3 个月 1 次,中龋风险每 6 个月 1 次。

3. 3~4 岁进行乳磨牙窝沟封闭术。

4. 早期诊断和治疗儿童龋病。

5. 牙髓及根尖周病 可进行适当的牙髓治疗及牙体外形修复,尽量恢复患牙的咀嚼功能。

6. 咬合发育检查和治疗 纠正口腔不良习惯,如吮指、咬唇、吐舌、口呼吸、偏侧咀嚼等,积极纠正反𬌗等错𬌗畸形。

（四）预防牙外伤

同乳牙萌出期。

二、学龄期口腔健康管理

学龄期儿童年龄为 6~12 岁,属于乳牙和恒牙替换期。

（一）饮食指导

1. 加强咀嚼,有利于乳恒牙更替和上下颌骨发育。

2. 控制高致龋饮食摄入。

（二）口腔卫生指导

1. 选择替牙期牙刷,牙膏逐步过渡到成人含氟牙膏及用量。

2. 监督训练儿童刷牙,并检查刷牙效果。

3. 监督训练儿童使用牙线。

（三）口腔检查和治疗

1. 口腔检查和龋风险评估 同乳牙萌出期,专业用氟同学龄前期。

2. 窝沟封闭术 6~8 岁行第一恒磨牙窝沟封闭,10~12 岁行第二恒磨牙和前磨牙窝沟封闭。

3. 早期诊断和治疗儿童龋病。

4. 乳牙牙髓及根尖周病 选择牙髓治疗和牙体外形修复,或选择拔除后间隙维持。

5. 恒牙牙髓及根尖周病 根据牙髓状态和根尖发育情况选择活髓切断术、牙髓血运再生、根尖诱导成形术或根管治疗。

6. 乳磨牙早失 如评估有间隙缩小的风险时,应行间隙维持治疗。

7. 发现牙周病应进行口腔卫生指导及牙周基础治疗,需考虑患儿有无存在全身系统性疾病的可能。

8. 咬合发育检查和治疗 同学龄前期。

（四）预防牙外伤

新生恒前牙牙外伤常见,推荐在打球、玩滑板等运动时配戴运动护齿套。

（五）注意事项

1. 替牙期可能有暂时性错𬌗,尽量避免不适当的干预矫治;

2. 注意畸形中央尖等牙齿发育异常,早期干预,避免严重并发症的发生。

第四节　青少年口腔健康管理

青少年年龄为 12~18 岁,多属于恒牙列期。

（一）口腔卫生指导

1. 使用成人牙刷和含氟牙膏,掌握 Bass 刷牙法。

2. 使用牙线清洁邻面。

（二）口腔检查和治疗

1. 口腔检查、龋风险评估和专业用氟　同学龄期。

2. 窝沟封闭术　12~14 岁第二恒磨牙和前磨牙行窝沟封闭术。

3. 龋病、牙髓及根尖周病、牙周病、错𬌗畸形的早期诊断和治疗　同学龄期。

（三）预防和治疗牙外伤

同学龄期。

（四）注意事项

1. 正畸治疗时应加强口腔健康管理,避免不洁性龈炎和正畸托槽周围脱矿的发生。

2. 加强口腔卫生,避免青春期龈炎的发生。

（程　然）

第二章

儿童口腔临床治疗中的
行为管理技术

儿童口腔诊疗中的行为管理（behavior management）是指在儿童口腔临床工作中，医务人员为了使诊疗能够高质高效地完成，并同时培养孩子良好口腔健康态度所采用的各种方法的总称。行为管理技术是从事儿童口腔临床的医护人员在临床工作中必须采用的临床技术，同时也是心理学、教育学在儿童口腔医学中的具体应用。作为很可能是孩子最早接触到的口腔医师，儿童口腔科医师及其助理的一言一行都可能会对孩子产生深远影响。因此，在医护人员与患儿接诊、检查和诊疗过程中，医护人员需采用适当的行为管理技术，与患儿进行适当的语言与情感交流，及时发现和消除患儿紧张、焦虑和恐惧情绪，并逐步与患儿和家长建立相互信任关系，帮助患儿逐步适应口腔诊疗这一陌生的环境，提高操作中患儿的配合能力，保证治疗顺利进行。

儿童口腔临床中的行为管理技术按是否使用药物分为非药物介导的行为管理技术和通过药物介导的行为管理技术。非药物的行为管理技术是儿童口腔诊疗的基础，包括告知 - 演示 - 操作、治疗前的体验、正强化、分散注意力、模范作用、语音控制、保护性固定等。药物介导的行为管理技术包括局部麻醉技术、笑气/氧气吸入镇静技术、口服药物镇静技术、静脉镇静和全身麻醉技术。有效的非药物行为管理技术的实施可降低药物管理时所使用药物的总量，这样能更好地保证患儿安全。医师应该根据儿童不同的心理行为特点、疾病状况、年龄、家长意愿等因素来制订行为管理的策略，大部分儿童都可以通过非药物的行为管理和实施准确的局部麻醉而顺利完成预定的诊疗，对于吸入镇静、口服药物镇静及全身麻醉等药物介导的行为管理，应严格掌握适应证。

第一节　儿童口腔临床的非药物性
行为管理技术

一、告知 - 演示 - 操作

【概述】

告知 - 演示 - 操作（tell-show-do，TSD）是儿童口腔临床门诊治疗中最为常用的非药物性行为管理方法。临床中根据患儿认知水平进行解释、演示，然后完成治疗。

【方法】

1. 告知　在任何操作之前用恰当的语言告诉患儿医师将会做什么。

2. 演示　用无创的器械展示操作过程中患儿将会看到、听到、闻到、感觉到的事物，用一些患儿能接受和听懂的语言向他们展示将会发生的事情。

3. 操作　待患儿已经基本适应椅位上的环境后再进行实际的操作。

【注意事项】

1. 在 TSD 技术中，词汇的选择很重要，要想达到预期的效果，医师需用患儿可以理解的语言描述在治疗中将会使用的器械以及将要进行的操作。

2. 操作过程不要偏离之前告知和演示的范围。

二、治疗前的体验

【概述】

治疗前的体验是指带孩子参观和体验儿童口腔科门诊，消除孩子对现实中口腔科治疗的不利想象，以便在正式的诊疗过程中患儿对医护人员所提要求能作出积极反应。

【方法】

1. 参观并体验就诊环境、熟悉医护人员。

2. 向孩子展示一些口腔科设备和器械，并用孩子们容易接受的语言解释这些设备器械的用途。

【注意事项】

切勿让孩子看到就诊患儿不愉快的治疗和过程。

三、正强化

【概述】

正强化是指医护人员通过适时的反馈（如语言表扬、面部表情等）来塑造患儿行为的过程。通过奖励预期出现的行为，即患儿表现出预期的配合行为后，医护人员通过表扬和奖励强化这些好的行为，使患儿下次就诊表现的更佳。

【方法】

1. 给予正确行为以正向反馈。

2. 医护人员在诊疗的前后以及过程中，针对患儿出现的配合行为，采用积极的语音调整、面部表情、口头鼓励以及使用适当的肢体语言表达感情。

3. 口头鼓励应以描述性的称赞（如："你能一直坚持和阿姨配合着张嘴的表现真棒"）代替概括性的表扬（如："做得棒"）。

【注意事项】

医护人员对于患儿微小的进步也要给予积极的赞美和肯定，切忌沉默无言。

四、分散注意力

【概述】

分散注意力技术是指在治疗过程中患儿可能得到不良印象前，及时将注意力转移，从而减少感知不愉快的可能性或者阈值，减轻患儿对治疗的不良印象，避免患儿出现躲避和干扰治疗的行为。

【方法】

1. 可以在诊疗室准备书、玩具及电子产品转移患儿注意力，减轻其治疗前的恐惧。

2. 在操作过程中，可给患儿讲述小故事转移患儿治疗中的注意力。

3. 拍摄 X 线片时，让患儿抬腿分散注意力可防止呕吐。

4. 通过数数的方法告知患儿终止操作的时间，可让患儿坚持配合治疗。

五、模范作用

【概述】

模范作用是指采用示范性动作教育与提高患儿在治疗中的配合度,通过别的患儿示范正确行为的方法,展示在治疗中自我约束能产生的良好效果,从而让患儿消除畏惧和降低焦虑。

【方法】

1. 对于初次就诊的患儿,让其参观其他合作患儿的治疗过程,并让他们交流治疗过程和体会,消除患儿对未知事物的焦虑。

2. 对于牙科恐惧症患儿,让其参观配合治疗的患儿,以产生积极的模仿作用。让患儿看到榜样愉快地进入并离开诊室尤为重要。

【注意事项】

应避免患儿看到其他不合作患儿治疗时的表现。

六、语音语调控制

语音语调控制是指医师在治疗过程中通过调节声音的音量、音调或语速,与患儿建立有效交流并最终诱导患儿形成良好口腔诊疗行为的方法。医师可以通过语音语调的变化用于唤起孩子的注意,也可以用于明确提出要求或对患儿良好行为进行鼓励。

一般用于3岁以上不合作或不专心,但可以交流的患儿。对心理或情感发育不成熟,智力、生理或医学上有残疾而不能合作的患儿,或听力受损患儿,该技术作用不佳。使用此项技术前需对患儿家长进行解释说明,避免引起不理解的家长产生误会或反感。

七、保护性固定

【概述】

保护性固定广义上是指在患儿同意或不经患儿同意的情况下,为了保证治疗的安全性,对患儿的身体或者部分身体进行部分或全部制动,减少或消除患儿不适当的动作,从而保证治疗安全的行为管理技术。常采用的保护性固定有家长束缚、开口装置、束缚板等。

【适应证】

1. 情绪、心智水平发育不足的幼儿。

2. 智力或者身体残疾不能合作的患儿。

3. 镇静、全麻术中患儿的协助固定。

【禁忌证】

1. 罹患全身系统性疾病的患儿。

2. 因曾有过不良口腔科经历、对身体固定治疗极度恐惧的患儿。

【注意事项】

1. 仔细询问患儿病史，避免术后不良并发症的发生。

2. 和家长仔细交流后签署知情同意书。

3. 治疗前应空腹禁食，防止患儿治疗中呕吐。

4. 第一次采用身体固定技术时，治疗尽量选择操作简便、无创的操作且尽量缩短操作时间。

5. 该技术只能用于其他非药物行为管理方法无效，而又有治疗需求的患儿。绝不能将此作为一种惩罚措施或仅仅为了医务人员的方便而使用，在具体应用中医师不可忽视与患儿和监护人之间的交流。

第二节 儿童口腔临床的药物性行为管理技术

一、局部麻醉技术

【概述】

局部麻醉技术是行为管理中一项重要而有效的方法，利用局部麻醉技术可以有效控制疼痛，从而降低患儿在口腔治疗中的焦虑和不适。儿童口腔临床常见的局部麻醉技术方法有表面麻醉技术、浸润麻醉技术和阻滞麻醉技术。

【适应证】

1. 乳牙和年轻恒牙中龋、深龋去腐备洞前。

2. 乳牙和年轻恒牙牙髓治疗前。

3. 乳牙和年轻恒牙外伤复位固定治疗前。

4. 乳牙和年轻恒牙预成冠修复治疗前。

5. 牙拔除术前。

6. 黏液性囊肿、唇舌系带矫治等儿童口腔外科门诊治疗前。

【禁忌证】

含肾上腺素的局麻药物禁用于患有甲亢的患儿。

【操作步骤】

1. 表面麻醉技术

（1）向家长仔细询问患儿的既往史及药物过敏史（必要时行皮肤过敏试验）；

（2）相应区域黏膜清洁后以棉卷隔湿；

（3）用棉签将适量表面麻醉药涂抹于相应区域的黏膜，维持约 30~60 秒。

2. 浸润麻醉技术

（1）向家长仔细询问患儿的既往史及药物过敏史（必要时行皮肤过敏试验）；

（2）使用符合患儿年龄特点的 TSD 技术，用其能理解的语言与其交流；

（3）用消毒棉卷隔湿术区；

（4）用棉签将适量表面麻醉药涂抹于相应区域的黏膜，维持约 30~60 秒；

（5）根据治疗需求，选择不同部位实施浸润麻醉，如根尖区黏膜浸润麻醉、牙周膜注射浸润麻醉等。

【注意事项】

1. 服用三环类抗抑郁药的患儿慎用含血管收缩剂的局部麻醉药物。

2. 注射过程需缓慢、轻柔。

3. 椅位护士在实施整个浸润麻醉过程中应注意安抚患儿并予以保护。

4. 局部麻醉术后一定要告知家长和患儿相关注意事项，防止出现局部麻醉后的咬伤。

二、笑气／氧气吸入镇静技术

【概述】

笑气／氧气吸入镇静技术是目前最安全有效、且患儿最易接受的药物性行为管理技术。使用鼻罩吸入笑气／氧气，起效快且代谢完全、恢复迅速，可减少或消除恐惧和焦虑，从而减少患儿不适当的活动或反应，增强患儿对口腔治疗的忍耐力。

【适应证】

笑气／氧气吸入镇静只适用那些对口腔治疗有焦虑但愿意接受诊疗的患

儿，而对极度焦虑、躁狂和反抗的患儿无效。因此，多数学者认为笑气/氧气吸入镇静技术只适用于4岁以上轻度焦虑的患儿，因为该年龄段的患儿已能领会医师的指示，并懂得使用鼻罩通过鼻子呼吸。且该技术用于4岁以上者安全性高、不良反应少。

【禁忌证】

1. 扁桃体肿大、鼻塞等上呼吸道感染。

2. 中耳炎、肠梗阻、气胸等闭合腔性疾病。

【操作步骤】

1. 选择符合适应证的患儿，并与监护人和（或）患儿充分地交流沟通其相关情况，签署知情同意书。

2. 治疗前患儿评估　ASA（美国麻醉医师学会）分类为Ⅰ级和Ⅱ级的患儿，可在门诊进行镇静治疗。测量6项临床指标（身高、体重、体温、血压、脉搏及呼吸），将手术前后的生命体征数据进行比较，以评价镇静的复苏。

3. 患儿的准备　在术前相应时间内禁食水，使胃内排空，降低误吸风险。

4. 患儿的监护　意识状态、肺通气量、血氧饱和度及血流动力学均需要监测，以减少并发症的发生。

5. 使用符合患儿年龄特点的TSD技术，用其能理解的语言告诉将要进行的操作以得到患儿的配合。

6. 体位　最好选用平躺的仰卧位。

7. 选择合适的鼻罩，以手指轻压使鼻罩与上唇紧贴，以便用鼻呼吸，年龄较小的患儿建议使用质地柔软的鼻罩。

8. 鼻罩固定后先吸入3~5分钟纯氧，确认鼻罩呼吸瓣有规律地开闭以后，调整氧气流量至患儿在闭口状态下能无意识鼻呼吸。

9. 鼻呼吸规律形成后，开始吸入笑气。笑气浓度通常从5%开始，然后按每次5%~10%的浓度增加，在每个浓度维持3分钟左右以观察患儿的镇静深度是否逐渐升至能达到理想镇静水平的最低浓度。笑气的最大浓度一般不要超过50%。

10. 治疗结束后停止笑气吸收，继续吸入3~5分钟纯氧，使血液内的笑气迅速扩散进入肺泡，以使患儿尽快复苏。

【注意事项】

1. 患儿的术前评估很重要，应尽量采集病史，排除禁忌证。

2. 若在治疗过程中患儿出现恶心、呕吐或过度镇静的表现（如出汗、脸色苍白），则应马上关闭笑气而给患儿吸入纯氧。

3. 镇静过程中必须保证纯氧浓度不低于 30%，并且配备专门的监护、急救设施。从治疗开始到结束直至患儿完全复苏的全过程中，应有一名专职监护人员对患儿的心率、血氧饱和度、血压、呼吸等生命体征进行监护，并准备相应的急救设备。

三、口服药物镇静技术

口服给药是儿童口腔临床较为常见的轻、中度镇静时的用药途径。

【适应证】

1. ASA 分类为 Ⅰ 类或者 Ⅱ 类的患儿。

2. 由于心理或情感发育不成熟、智力或生理上有残疾而不能合作的患儿。

【禁忌证】

1. 每种口服镇静药物有不同的禁忌证。

2. 儿童口腔临床常用的口服镇静药物为咪达唑仑，其禁忌证为窄角青光眼、严重的呼吸系统疾病、心力衰竭和严重的肝肾功能不全。

【操作步骤】

1. 选择符合适应证的患儿。

2. 回顾患儿的口腔科治疗病史，并记录其生命体征基线水平。

3. 使用符合孩子年龄特点的 TSD 技术，用其能理解的语言与其交流。

4. 计算患儿所需的镇静药物剂量（咪达唑仑又名咪唑安定 0.25~0.5mg/kg，≤20 毫克 / 次），在监护人陪同下，在单独安静的房间里给予口服镇静药物。

5. 服药约 20 分钟后，检测患儿的生命指征和镇静深度。

6. 待镇静作用明显时开始口腔治疗。

7. 镇静治疗期间，每 5 分钟对患儿的生命体征进行监测一次并记录。

8. 治疗结束后记录患儿的术后生命体征，并将患儿体位调整舒适进行复苏评估，待患儿达到离院标准后方可随监护人离院回家。

【注意事项】

1. 因口服用药起效时间长、难以精确滴定，使用前应与家长充分交流，签署知情同意书。

2. 当因个体差异，用药后镇静效果不佳时，不可追加用药。

3. 咪达唑仑在儿童口腔治疗前的用量以不超过 0.7mg/kg 体重为宜。

4. 治疗过程中应密切监测其生命体征。

四、静脉镇静技术

静脉注射给药也是一种能准确滴定使用药量以达理想镇静深度的给药方式。

【适应证】

1. ASA 分类为 I 类或者 II 类的患儿。

2. 由于心理或情感发育不成熟,智力、生理或医学上有残疾而不能合作的患儿。

【禁忌证】

每种静脉镇静药物的禁忌证不同,临床中应根据使用药物严格选择适应证,排除禁忌证。

【操作步骤】

1. 选择符合适应证的患儿,应着重询问患儿监护人患儿是否存在镇静药物的用药史并与患儿监护人签署知情同意书。

2. 回顾患儿的口腔科治疗病史,并记录其生命体征基线水平。

3. 使用符合患儿年龄特点的 TSD 技术,用其能理解的语言与其交流。

4. 使用 0.07mg/kg 的咪达唑仑进行静脉镇静,达到理想镇静状态后开始口腔治疗。

5. 镇静治疗期间需全程监测患儿生命体征,5 分钟记录一次。

6. 治疗结束后停止给药,保留静脉通道,记录患儿的术后生命体征,并进行复苏评估,待患儿达到离院标准后关闭静脉通道,方可随监护人离院回家。

【注意事项】

1. 皮肤试验在静脉注射前,需要先给注射患儿初始试验剂量,在短时间内观察患儿有无过敏反应或是否对该药物敏感。

2. 患儿需全程严密监护。

3. 患儿治疗结束后不宜立即关闭静脉通道,待患儿完全复苏后方可关闭。

五、全身麻醉技术

【概述】

口腔科全麻技术是利用麻醉药物诱导意识丧失,在这种状态下语言和疼痛刺激都不能使患儿清醒;自主通气功能受抑制,保护性反射部分或全部丧失,必须依靠气道管理保证患儿的安全。与外科全麻的区别在于后者要求麻醉达到催眠、镇痛和肌肉松弛的效果,而口腔科全麻不需过高的镇痛效果,一般也不需要肌肉松弛。

【适应证】

1. 患儿有智力或全身疾病等方面的问题,无法配合常规治疗。

2. 需要立即治疗的 3 岁以下低龄患儿,且治疗需要较大。

3. 非常不合作、恐惧、焦虑、抵抗或不能交流的儿童或青少年,多数牙需要治疗,并且在短期内其行为不能改善者。

【禁忌证】

1. 有不适宜做全身麻醉的身体状况。

2. 仅个别牙需要治疗,且通过非药物性行为管理可配合完成常规治疗。

【操作步骤】

1. 选择符合适应证的患儿,应着重询问患儿监护人患儿是否存在镇静药物的用药史,与患儿监护人签署知情同意书。

2. 详细的病史询问及体格检查、口内像采集,有伴随疾病的患儿应当进行相应的特殊检查和治疗。

3. 麻醉前安全核查及准备 核对基本情况,禁食禁饮时间核查,呼吸道评估,预测潜在的困难气道风险,以及预估手术出血量。

4. 术前常规禁饮禁食,进入手术室后检测心电图、心率、血压、氧饱和度、呼吸末二氧化碳和体温。

5. 麻醉诱导 以顺阿曲库铵 0.15mg/kg,丙泊酚 2mg/kg,舒芬太尼 0.4μg/kg 诱导。

6. 经鼻明视气管插管,插管后将七氟烷调节至 2%、氧流量调节至 2.5L/min 开始麻醉维持。

7. 术中监测心电图、心率、血压、氧饱和度、呼吸末二氧化碳。

8. 口腔治疗结束后,轻柔拔除气管导管。

9. 拔管后患儿平稳转运到复苏室,护士应对心率、血压、氧饱和度、意识状态实时监测并定时记录直到患儿离院。

10. 结合患儿的生命体征以及麻醉复苏评分,适时准予患儿离院,对家长行术后指导及口腔卫生宣教。

【注意事项】

1. 术前应进行完善的术前评估,严格选择适应证,排除禁忌证,以保证手术安全。

2. 整个治疗过程应有专人严密监测生命体征。

3. 全身麻醉治疗前医师应为患儿制订系统的治疗方案,如口腔护理、饮食指导、定期复查等,同时应使家长全面了解牙齿治疗的必要性,使用全麻的原因,向家长仔细解释治疗的计划和过程并告知潜在的风险,并签署知情同意书。

4. 术后需经过离院评估标准的检测,达到标准方可离院。

（张越茗　邹　静）

第三章

儿 童 牙 病

第一节 儿童牙病的临床检查技术

一、口腔健康评估

口腔健康是全身健康的重要组成部分,对儿童全身健康状况及发育有了初步的评判以后,需要着重进行口腔健康的评估,包括对儿童口腔卫生状况、牙周组织和黏膜组织健康状况的评价,确定牙齿的数目、色泽、形态、质地等是否正常,进行个体患龋以及其口腔疾病风险的评估,分析牙齿和牙列的发育情况,明确有无异常咬合状况以及可能与之相关的不良习惯,主要的评估手段包括问诊、口腔专科检查以及影像学和实验室辅助检查等。

二、问诊

【适应证】

所有需要进行口腔检查和口腔疾病治疗的儿童及其监护人。

【禁忌证】

1. 与监护人有交流障碍的儿童;

2. 极度恐惧无法进行交流的儿童;

3. 有特殊需求的儿童、青少年。

【操作步骤】

由口腔医疗团队的成员按照病史采集的常规询问儿童及其监护人,确认儿童的相关个人信息,重点询问儿童就诊的主诉、与主诉相关的现病史、发病特点和病程、全身疾病史、家族史和既往口腔疾病的诊疗史等。

【注意事项】

1. 对待检儿童及其监护人进行问询,尽量获得儿童的全身健康状况、重大疾病史、过敏史和家族史等可能影响检查治疗决定的重要信息,但是也应该考虑相关信息被有意隐瞒的可能性,需要问诊人员注意沟通的策略和效果。

2. 对3岁以下儿童的问诊通常难以获取准确信息,随着儿童年龄增长,在患儿及其监护人的配合下,尽可能得到对口腔疾病部位、特点和病程等比较准确的描述。

3. 应按照与疾病的相关性逐一规范问诊,尽量避免问诊过程中遗漏重要的信息。

三、口腔专科检查

（一）视诊

【适应证】

所有需要进行口腔检查和口腔疾病治疗的儿童。

【禁忌证】

1. 有全身疾病不能配合检查的儿童;

2. 极度恐惧无法进行检查的儿童;

3. 监护人不愿配合检查的儿童。

【操作步骤】

1. 全身情况　观察儿童的全身和颅面的生长发育情况,通过儿童的步态、体态以及对检查的反应快速判断受检儿童有无明显的发育异常或病理性改变。对儿童进行视诊检查时,有必要注意检查儿童的头发、头、面、颈和手部的细节,如头发的数量过度稀少,同时有面部特征性表现的儿童可能罹患外胚叶发育不良;发现儿童的嘴唇发绀或手指甲床发紫可能提示儿童患先天性心脏病;在头面部观察到癣或脓疱等可能导致传染的疾病表现时,提示接诊人员要及时转诊并做好感染控制的工作。

2. 口腔情况　侧重观察口腔内牙齿的形态、数目、质地,牙周和黏膜组织的形态、色泽、质地等健康状况,牙面菌斑、软垢、牙石沉积等口腔卫生状况,牙列的发育阶段。判断有无牙齿龋坏、非龋性牙体缺损、牙齿或软组织损伤、发育异常,黏膜和牙周组织有无炎症性改变如发现脓性分泌物、炎性肉芽、窦道、异常出血或者疱疹、溃疡等病理变化,是否存在异常咬合关系,牙髓有无暴露、牙齿有无过早缺失等。进行颞下颌关节功能检查时注意观察儿童有无开闭口偏斜和张口受限等异常。

【注意事项】

1. 注意在光线良好的环境中进行检查；
2. 口腔卫生状况不良的儿童需要先漱口或刷牙；
3. 对色素沉积明显的牙齿要注意检查排除发生龋坏的可能；
4. 检查可疑龋坏的牙齿时要注意干燥牙面；
5. 避免直接检查牙齿而遗漏其他反映系统疾病的表征。

（二）触诊

【适应证】

1. 颜面部发现异常肿胀或包块需要进行口腔检查的儿童；
2. 口腔内发现异常肿胀或包块需要进行诊治的儿童；
3. 需要进行颞下颌关节检查的儿童。

【禁忌证】

1. 有全身疾病不能配合检查的儿童；
2. 极度恐惧无法进行检查的儿童；
3. 监护人不愿配合检查的儿童。

【操作步骤】

用指腹触摸怀疑病变部位，包括颜面部、颈部以及口腔内的肿胀区域或包块，判断其质地、涉及的范围、有无波动感和活动度。

进行颞下颌关节触诊检查时，检查者双手指腹置于耳屏前，嘱儿童做开闭口动作，通过观察处于下颌姿势位和其他不同开口位时，双侧下颌髁突的头部在关节窝中的移动轨迹以及有无杂音评估颞下颌关节是否存在功能障碍。

【注意事项】

动作轻柔，避免导致医源性感染扩散或疼痛加重。

（三）探诊

【适应证】

1. 所有怀疑牙齿龋坏的儿童；
2. 所有怀疑罹患牙周组织疾病的儿童。

【禁忌证】

1. 有全身疾病不能配合检查的儿童；

2. 极度恐惧无法进行检查的儿童;

3. 监护人不愿配合检查的儿童;

4. 有严重出血倾向的儿童。

【操作步骤】

用 CPI 探针探查牙齿光滑面颈缘菌斑积累部位、𬌗面着色或脱矿的沟裂有无龋坏,牙龈下有无结石,有无牙周袋和探诊出血,通常按照顺时针方向进行上颌与下颌牙齿的检查。

【注意事项】

1. 动作轻柔,避免破坏再矿化的病损或造成异常疼痛或出血;

2. 有血液疾病的儿童进行牙周探诊检查前需要确保没有异常出血倾向。

(四)叩诊

【适应证】

1. 所有怀疑牙齿有根尖区病损的儿童;

2. 所有怀疑牙齿有牙周组织病损的儿童;

3. 外伤导致牙齿部分挫入牙槽窝的儿童。

【禁忌证】

1. 有全身疾病不能配合检查的儿童;

2. 极度恐惧无法进行检查的儿童;

3. 监护人不愿配合检查的儿童。

【操作步骤】

用口镜的金属手柄以适度的力量叩击健康对照牙和可疑患牙,怀疑病变部位累及根尖区域时,叩击力的方向与牙齿长轴平行;怀疑病变部位涉及牙齿周围组织,则叩击力的方向与牙齿长轴接近垂直。

【注意事项】

1. 需要预先得到儿童对检查的理解;

2. 先检查健康对照牙,再检查可疑患牙,可以选择邻牙或对侧同名牙作为对照牙;

3. 叩击的力量应适度且均衡;

4. 进行叩诊可以鉴别正常部分萌出牙齿和外伤导致部分挫入牙齿,因后者能通过叩诊发出高调金属音,不过对于诊疗环境嘈杂、患儿哭闹严重者需谨慎应用,综合其他临床信息和辅助检查也能作出准确判断。

（五）松动度检查

【适应证】

1. 所有牙齿出现异常松动的儿童；

2. 外伤导致牙齿松动的儿童。

【禁忌证】

1. 有全身疾病不能配合检查的儿童；

2. 极度恐惧无法进行检查的儿童；

3. 监护人不愿配合检查的儿童。

【操作步骤】

用镊子夹持前牙的切缘或置于磨牙殆面的中央窝,进行唇（颊）舌（腭）向的摇动,判断其活动度。

【注意事项】

动作轻柔,特别是对于外伤牙的检查,应避免医源性损伤加重。

（六）影像学检查

【适应证】

所有需要进行口腔影像学辅助检查的儿童,主要包括以下几类:

1. 辅助诊断龋病的位置及深度；

2. 辅助诊断牙齿、牙槽骨及颌骨损伤；

3. 发现牙齿发育中的各类异常；

4. 探查牙齿或牙槽骨的病理改变；

5. 判断是否需要进行正畸治疗。

【禁忌证】

1. 有全身疾病不能配合检查的儿童；

2. 极度恐惧无法进行检查的儿童；

3. 监护人不愿配合检查的儿童。

【操作步骤】

根据具体需要采集信息,可选择殆翼片、根尖片、全景片、锥形光束计算机扫描断层（CBCT）等检查,并予以适当的电离辐射防护。

【注意事项】

考虑到电离辐射对儿童健康的远期影响和累计效应,选择辐射较高的检查手段时应当有充足而明确的诊疗依据为伦理支撑。

（刘敏川）

第二节　儿童牙病的诊疗常规

一、儿童龋病

儿童龋病在病因学及组织病理学特征方面与成人龋病并无显著差异,但由于儿童生长发育和牙齿生理解剖的特点,使儿童龋病与成人龋病相比病损波及范围更广泛,进展迅速且危害更大。

（一）乳牙龋病

【概述】

龋病是在细菌为主的多因素作用下,牙齿无机物脱矿、有机物分解导致牙体硬组织发生慢性进行性破坏的一种疾病。乳牙龋病具有发病早、患病率高、龋蚀进展快等特点。儿童的乳牙在萌出后不久即可患龋,临床中最早可见于出生6个月的儿童。

【诊断要点】

1. 病史　与喜欢进食含糖量高的食物及口腔卫生习惯差有关,浅、中龋时患儿多无不适感,深龋时可能出现一过性酸甜食物刺激痛、冷热刺激痛、食物嵌塞痛等表现,无自发痛或夜间痛等症状。

2. 临床表现　乳牙龋病的好发牙位,以上颌乳切牙、下颌乳磨牙多见,其次是上颌乳磨牙、上颌乳尖牙,下颌乳尖牙和下颌乳切牙较少。

各年龄段的乳牙龋病发生部位有明显的特点。1~2岁时,主要发生于上颌乳前牙的唇面和邻面;3~4岁时,多发于乳磨牙𬌗面的窝沟;4~5岁时,好发于乳磨牙的邻面,且乳牙左右侧同名牙同时患龋的现象较为突出。

乳牙龋病的分类除了临床中常用的按龋蚀累及程度分为浅、中、深龋;根据龋损是否原发分为原发龋和继发龋;根据进展速度分为急性龋、慢性龋、静止龋以外,由于儿童牙齿的解剖和组织结构特点以及特殊的饮食习惯等,乳牙龋病还有一些特殊类型:

（1）低龄儿童龋（early childhood caries, ECC）:6岁以下儿童,只要在任何一颗乳牙上出现一个或一个以上的龋（无论是否成为龋洞）、失（因龋所致）、补牙面,即为低龄儿童龋。重度低龄儿童龋（severe early childhood caries,

S-ECC），6岁以下儿童所患龋齿满足以下条件：3周岁或者更小年龄的儿童出现光滑面龋；或患儿口内dmfs≥4（3岁），dmfs≥5（4岁），dmfs≥6（5岁）。

临床上，低龄儿童龋患牙在儿童2~3岁或4岁时具有典型的特征。较早的龋患首先涉及上颌乳前牙，以后逐渐波及上下颌第一乳磨牙、下颌乳尖牙，而下颌乳切牙常不受影响，这点可与猛性龋相鉴别。

（2）喂养龋：是ECC的一种，主要由于不良的喂养习惯所致。不良的喂养习惯包括：含奶瓶入睡、牙齿萌出后喂夜奶、延长母乳或奶瓶喂养时间、过多饮用含糖饮料等。喂养龋在临床中常表现为环状龋。即乳前牙唇面、邻面龋较快发展成围绕牙冠的广泛性的环形龋，呈卷脱状，多见于冠中1/3至颈1/3处，有时切缘残留少许正常的釉质、牙本质。环状龋主要根据龋临床表现为环绕牙齿的环状这一特点而命名。

（3）猛性龋（猖獗龋）：突然发生、涉及牙位广泛，迅速地形成龋洞，早期波及牙髓，且常发生在不易患龋的牙位和牙面上，如下颌乳前牙的唇面和近切端部位，这点可与低龄儿童龋相鉴别。猛性龋多发生于喜好食用含糖量高的糖果、糕点或饮料而又不注意口腔卫生的幼儿，严重的乳牙釉质发育不全也是导致猛性龋的重要病因；也可见于因头颈部肿瘤放疗或其他疾病导致唾液腺破坏，唾液量分泌下降的患儿。

另外，儿童龋病也可按照ICDAS（International Caries Detection and Assessment System）国际龋病检测评估系统进行分级：

0级：健康牙，在牙面干燥的情况下观察，无因龋所致的釉质白垩色改变。可有非龋性牙体疾病，如氟牙症、釉质发育不全、内源性和外源性着色、生理性磨耗、磨损、酸蚀。

1级：牙面湿润时观察，无龋源性釉质色泽改变；吹干牙面5秒后可见白垩色或棕色的早期釉质龋。无论牙面干燥或湿润，龋源性釉质改变仅局限于窝沟点隙底部，无扩展。

2级：湿润的牙面即可见龋源性釉质白垩色或棕色改变，吹干牙面5秒后仍可见釉质色泽改变，范围超过正常窝沟点隙。

3级：牙面湿润时可见龋导致的局部釉质崩解，表面不连续，窝沟点隙处可见棕色洞壁，无牙本质暴露。对于继发龋，修复体边缘与牙面之间有小于0.5毫米的龋洞，或透过釉质表面可见牙本质龋坏的黑色暗影。

4级：牙面湿润时可见釉质下牙本质暗影，无牙本质暴露。

5级：CPI探针可探及明显龋洞并伴有牙本质暴露。对于继发龋，在修复体边缘与牙面之间有大于 0.5 毫米的龋洞。

6 级：伴有牙本质暴露的大面积龋坏，近髓。

【鉴别诊断要点】

乳牙龋病在临床诊断时需与以下几种疾病相鉴别：

1. 乳牙慢性牙髓炎　乳牙深龋和无症状的乳牙慢性牙髓炎在临床上较难鉴别，应尽可能收集病史、临床症状和体征，包括影像学检查来予以鉴别。乳牙慢性牙髓炎可有激发痛、自发痛病史；乳牙深龋可有咀嚼时的食物嵌塞痛，但没有自发痛病史。乳牙慢性牙髓炎 X 线片可出现根分歧暗影；乳牙深龋影像学检查均为阴性体征。

2. 牙齿外源性着色　外源性色素（口服补铁糖浆或中药等）沉积或附着在牙齿表面所形成。无牙体硬组织缺损，无任何自觉症状和阳性体征。

3. 釉质发育不全　是釉质在发育过程中，受到某些全身性或局部性因素的影响而出现的釉质结构异常。主要表现为牙齿变色呈白垩色或黄褐色，点状缺陷、带状或窝沟状的凹陷或大面积釉质缺陷，质硬；病损与周围牙体组织界限清晰，纹线与生长发育线相吻合，成组或对称分布。

4. 酸蚀症　是指非细菌产生的机体内源性或外源性化学酸性物质引起的牙体硬组织浅层慢性病理性丧失。婴幼儿、青少年群体长期饮用、摄入过多且频率高的碳酸类饮料又不注意防护的情况下，容易患上此类疾病。主要表现为上颌前牙唇面、后牙颊面等光滑面的自洁区出现大而浅的凹陷。

【治疗原则与方法】

1. 治疗原则　乳牙龋齿的治疗目的是终止龋的发展，保护牙髓的正常活力，避免因龋而引起的牙髓病及根尖周病；恢复牙体的外形和功能，维持乳牙列的完整。

2. 治疗方法

（1）药物治疗：也称为非手术治疗。药物治疗的药物主要是再矿化制剂。主要适用于龋损面广泛的浅龋或剥脱状的环状龋。

（2）充填治疗：去除龋蚀的病变组织、制备洞形，用适当的口腔科材料充填、恢复其牙体外形。常用的充填材料有玻璃离子水门汀、聚合体、光固化复合树脂等。

（3）前牙树脂冠套修复：乳前牙Ⅳ类洞，或环状龋所致广泛性龋，用复合树脂充填联合合适的透明冠套进行修复，可达到满意的效果。

（4）乳磨牙金属预成冠修复：多用于乳磨牙牙体大面积缺损的修复或作

为间隙保持器的固位体。

（二）年轻恒牙龋病

【概述】

年轻恒牙是指已萌出,在形态和结构上尚未形成和成熟的恒牙。年轻恒牙牙体硬组织矿化程度比成熟恒牙釉质差,萌出约 2 年才能完成进一步矿化,在新生牙齿萌出的 2 年内易患龋。年轻恒牙龋的好发部位依次为:第一、第二恒磨牙殆面,邻面(上颌腭面和下颌颊面),上颌中切牙邻面。

【诊断要点】

1. 病史　与喜欢进食含糖量高的食物及口腔卫生习惯差有关,乳牙的高龋风险可影响混合牙列和恒牙列的患龋风险,因此,混合牙列的儿童在治疗乳牙龋病的同时,应常规检查年轻恒牙有无患龋,一旦发现有龋,应及时治疗。

2. 临床表现　年轻恒牙龋的分类和成熟恒牙相同,一般临床中根据龋损破坏的深度分为浅龋、中龋和深龋;根据龋损是否原发分为原发龋、继发龋。但因年轻恒牙具有牙体硬组织硬度比成熟恒牙差,龋齿多为急性,牙本质小管粗大,髓腔又近牙齿表面,牙髓易受外来刺激等特点,其临床表现又具有与乳牙龋和成熟恒牙龋的不同之处。

（1）乳牙列为高龋风险的儿童新萌年轻恒牙容易发生龋坏,如远中尚有部分龈瓣附着的新萌第一恒磨牙常可见殆面近中出现白垩色改变。

（2）年轻恒牙龋病进展迅速,临床中多为颜色较浅的湿性龋表现。

（3）年轻恒牙中龋及深龋的临床自觉症状明显重于乳牙龋和成熟恒牙龋,可有明显的冷热刺激痛、食物嵌塞痛,去除刺激后疼痛消失迅速。

（4）隐匿性龋多见。

【鉴别诊断要点】

年轻恒牙龋病在临床诊断中主要与釉质发育不全、酸蚀症、氟牙症相鉴别。

1. 釉质发育不全　同乳牙龋病鉴别诊断中与釉质发育不全的鉴别。

2. 酸蚀症　同乳牙龋病鉴别诊断中与酸蚀症的鉴别。

3. 氟牙症　牙发育期间摄取过多氟,造成釉质表现白垩色横纹或斑状,多数显现黄褐色变,重症合并有牙体硬组织的凹陷缺损。斑块呈散在云雾状,界限不清;发病部位遵循牙发育矿化规律,累及牙尖、牙嵴、光滑面的自洁区。而龋病发生的好发部位为点隙裂沟内、唇颊面牙颈部。

【治疗原则与方法】

1. 治疗原则　无痛、微创、护髓,尽可能恢复牙体外形,预防继发龋的发生。

（1）年轻恒牙牙体硬组织硬度比成熟恒牙差，弹性、抗压力等较低，备洞时应减速切削，减少釉质裂纹。

（2）年轻恒牙因髓腔大、髓角高，龋坏多为急性，去腐多采用低速手机，备洞时应避免意外穿髓。

（3）护髓：去腐备洞过程中及充填修复时需要保护牙髓，注意无痛操作，波及牙本质中层以下深度时应注意护髓，同时选择合适的充填材料。

2. 治疗方法　基本同于成熟恒牙龋的治疗，更强调恢复牙体外形和降低患儿的患龋风险，防止继发龋的发生。

（1）对窝沟早期釉质龋（白垩色改变尚未破坏釉质表面完整性）可采用窝沟封闭术；对光滑面早期龋（白垩色斑）可采用局部应用氟化物等制剂的再矿化治疗。

（2）对小面积的年轻恒牙窝沟龋制备洞形时不推荐进行预防性扩展，而提倡预防性树脂充填术进行治疗。

（3）当年轻恒磨牙萌出不全，远中尚有龈瓣覆盖部分牙冠时发生龋齿的患牙，如果龋坏波及龈瓣下，需推开或去除龈瓣，去腐备洞，进行充填；如果龋坏边缘与龈边缘平齐，可去腐备洞后进行玻璃离子水门汀暂时充填，待完全萌出后，进一步永久充填修复。

（4）磨牙和前磨牙龋损可选用光固化复合树脂、聚合体或树脂嵌体修复。

（5）前牙龋损多用光固化复合树脂或聚合体材料行前牙美容修复术。

（邹　静　孙飞飞）

二、儿童牙髓及根尖周病

（一）乳牙牙髓及根尖周病

1. 乳牙急性牙髓炎

【概述】

乳牙牙髓炎多由龋源性感染所引起，龋损到达牙本质深层时，细菌和毒素可以通过牙本质小管刺激或侵入牙髓，使牙髓发生炎症反应，炎症可在冠髓中蔓延甚至累及根髓。乳牙急性牙髓炎大多数属于慢性牙髓炎急性发作而致，龋源性者尤为显著。若无慢性过程的急性牙髓炎多出现在牙髓受到急性的物理损伤、化学刺激以及感染的情况下。

【诊断要点】

（1）病史：疼痛为急性牙髓炎的主要症状，患儿可出现冷热痛、夜间痛、自发痛,且疼痛无法定位。冷热温度刺激可诱发疼痛或使疼痛加重。

（2）临床表现:患牙可查及接近髓腔的深龋或其他牙体硬组织疾病,或可见充填体存在。若为隐匿性龋,表层釉质可以较完整。大部分患牙叩诊无特殊,但当炎症波及根尖周或根分歧组织时可有叩诊不适。

（3）X线检查:一般可见较深的龋坏影像,无根分歧或根尖周病变。

【鉴别诊断要点】

乳牙因其解剖生理特点,牙髓感染与根尖周感染常并存,因此,乳牙急性牙髓炎需与乳牙急性根尖周炎相鉴别。鉴别诊断见表3-2-1。

表 3-2-1　急性牙髓炎和急性根尖周炎鉴别

	急性牙髓炎	急性根尖周炎
冷热刺激痛、自发痛	剧烈	轻微
咬合痛和叩痛	轻微	剧烈
患牙定位	无法定位	可定位
松动度	无	Ⅰ~Ⅱ度松动

【治疗原则与方法】

治疗原则为去除感染,消除疼痛;控制炎症,延长患牙的保存时间;恢复患牙功能,防止对继承恒牙胚产生病理性影响。

对诊断为急性牙髓炎的乳牙常采用去除全部感染牙髓的牙髓摘除术予以治疗。若患牙为乳磨牙,建议完成牙髓治疗后行预成冠修复。

2. 乳牙慢性牙髓炎

【概述】

乳牙慢性牙髓炎是临床最常见的乳牙牙髓炎类型。多由龋源性感染所引起,龋损到达牙本质深层时,细菌和毒素可以通过牙本质小管刺激或侵入牙髓,使牙髓发生炎症反应,炎症可在冠髓中蔓延甚至累及根髓。乳牙慢性牙髓炎多由龋病发展而来,少数由机械、物理、化学的慢性刺激或外伤后牙髓血液循环受阻而引起。

【诊断要点】

（1）病史:患儿可能出现过冷热痛、夜间痛、自发痛,且疼痛无法定位。但也有很大一部分慢性牙髓炎患儿可能无自觉症状或仅有轻微症状。当乳前牙没有明显龋坏时,应注意询问外伤史。

（2）临床表现:因龋所致牙髓炎一般可见龋洞,但仍有不少患牙仅在近远中边缘嵴处有墨浸状改变。因外伤所致的牙髓炎可无牙体龋蚀病变。大部分患牙叩诊无任何不适,但当炎症波及根尖周或根分歧组织时患牙可出现程度不等的叩痛。患牙一般无明显松动。

（3）X 线检查:一般可见近髓的龋坏影像,可有乳磨牙根分歧部位的根周膜增宽。

【鉴别诊断要点】

乳牙慢性牙髓炎,特别是仅涉及冠髓的乳牙慢性牙髓炎需与深龋鉴别。

理论上,深龋无自发痛而乳牙牙髓炎可有自发痛;深龋多无叩诊不适而牙髓炎可有叩诊不适;深龋 X 线检查龋坏近髓但并未与髓腔相通而牙髓炎可有相通。但实际操作中,即使患牙无自发痛、无叩诊不适、X 线检查龋坏也未与髓腔相通,也不能完全排除乳牙牙髓炎的可能性。与患儿及家属交流时应特别说明此类患牙预后的不确定性。

【治疗原则与方法】

（1）治疗原则:去除感染,消除疼痛;控制炎症,延长患牙的保存时间;恢复患牙功能,防止对继承恒牙胚产生病理性影响。

（2）治疗方法

1）乳牙牙髓切断术:当感染仅限于冠髓时,可行牙髓切断术。

2）乳牙牙髓摘除术:当感染累及根髓时,宜行乳牙牙髓摘除术。

3）若患牙为乳磨牙,建议完成牙髓治疗后行预成冠修复。

3. 乳牙牙髓坏死

【概述】

乳牙牙髓坏死常是牙髓炎症发展的自然结局,除细菌感染之外,牙外伤或具有毒性的药物作用,如砷制剂、多聚甲醛等都能引起牙髓坏死。

【诊断要点】

（1）病史:一般无疼痛症状,虽无症状,但牙齿多有变色。

（2）临床表现:因龋所致牙髓坏死一般可见龋洞,但仍有不少患牙仅在近远中边缘嵴处有墨浸状改变。因外伤所致的牙髓炎可无牙体龋蚀病变。患牙可有牙冠变色,开髓时多有恶臭。大部分患牙无叩痛,但若引起根尖周炎症也可能有叩诊不适。

（3）X 线检查:一般可见较深的龋坏影像,可能有根分歧区域硬骨板破损、骨质稀疏现象。

【治疗原则与方法】

治疗原则为去除坏死牙髓,控制感染;延长患牙的保存时间;恢复患牙功能,防止对继承恒牙胚产生病理性影响。

治疗方法宜行乳牙根管治疗,若患牙为乳磨牙,建议完成根管治疗后行预成冠修复。

4. 乳牙慢性根尖周炎

【概述】

乳牙慢性根尖周炎多由乳牙慢性牙髓炎发展而来。细菌和毒素及组织分解产物可通过根尖孔到达根尖周组织,或通过髓室底的副根管到达根分歧部位的根周组织而引起根尖周组织的病变。

【诊断要点】

(1)病史:患儿多有被家长忽视的龋齿存在,或因牙齿肿痛,或牙龈反复溢脓、红肿,甚至牙根暴露前来就诊。患牙可能出现过牙髓炎症状,但也可能无明显的自觉症状,有的患牙可有咀嚼痛史。

(2)临床表现:因龋病所致的慢性根尖周炎可查及深龋洞或充填体,以及其他牙体硬组织疾病,牙冠变色,失去光泽;因外伤所致的慢性根尖周炎可无牙体龋蚀病变,但有牙体部分釉质或牙本质缺损或牙髓暴露。患牙所对应的牙龈可有红肿、脓疱、瘘管形成。患牙对叩诊的反应无明显异常或仅有不适;可有不同程度的松动或无明显松动。

(3)X线检查:牙根可有不同程度的内外吸收,有根分歧或根尖周暗影。乳牙根分歧破坏常常比根周破坏更为常见。

【鉴别诊断要点】

乳牙慢性牙髓炎、乳牙牙髓坏死、乳牙慢性根尖周炎鉴别诊断见表 3-2-2。

表 3-2-2 乳牙慢性牙髓炎、乳牙牙髓坏死、乳牙慢性根尖周炎鉴别

	乳牙慢性牙髓炎	乳牙牙髓坏死	乳牙慢性根尖周炎
视诊	牙冠无变色 牙龈无改变	牙冠可有变色 牙龈无改变	牙冠可有变色 牙龈可有红肿、瘘管、脓疱
探诊	可有探痛	少有探痛	少有探痛
叩诊	少有叩诊不适	少有叩诊不适	可有叩诊不适
松动度	无松动	无松动	可有不同程度的松动
X线检查	无根分歧或根尖周暗影 恒牙胚上骨质有无破坏	无根分歧或根尖周暗影 恒牙胚上骨质有无破坏	有根分歧或根尖周暗影 恒牙胚上骨质有不同程度的破坏

【治疗原则与方法】

（1）治疗原则

1）去除感染牙髓,控制炎症,减少对继承恒牙胚的病理性影响。

2）在不影响继承恒牙发育和萌出的前提下延长患牙的保存时间、恢复患牙功能。

（2）治疗方法

1）乳牙根管治疗:若乳牙尚有保留价值,宜行乳牙根管治疗;若患牙为乳磨牙,建议完成根管治疗后行预成冠修复。

2）乳牙拔除术:若乳牙无保留价值,则行乳牙拔除术,根据患儿的年龄、牙龄、继承恒牙胚上覆盖的骨质等因素决定是否行间隙保持治疗。

5. 乳牙急性根尖周炎

【概述】

乳牙急性根尖周炎多数是由慢性根尖周炎急性发作而致,即当引流不畅、感染严重而机体抵抗力较差时可导致急性炎症的发生。可出现较为剧烈的自发性疼痛、咀嚼痛和咬合痛,常见穿髓孔溢血或溢脓。因儿童软组织疏松,容易引起感染扩散,乳牙急性根尖周炎常伴发间隙感染。患牙相对应的牙龈出现红肿,相对应的颌面部出现肿胀。

【诊断要点】

（1）病史:患儿因剧烈的自发痛、咀嚼痛就诊。若伴间隙感染,患儿也可因脸肿就诊。患牙可曾出现过牙髓炎、慢性根尖周炎症状。

（2）临床表现:患儿多有哭泣、烦躁表现。一般可见患牙深大龋洞,患牙及其邻牙所对应的牙龈肿胀,其肿胀在患牙处最明显。若伴间隙感染,患儿脸部左右不对称,患牙侧明显肿胀。患牙区域对应的淋巴结可出现肿大,也可伴有全身发热等症状。叩诊会引起患儿强烈疼痛,因此在临床中怀疑急性根尖周炎或见到患牙对应黏膜红肿、面肿时不宜实施叩诊检查。患牙一般有Ⅰ~Ⅱ度的松动。邻牙常被波及而出现松动,因此需仔细鉴别,确定患牙。

（3）X线检查:牙根可有内外吸收,有根分歧或根尖周暗影,恒牙胚上骨质破坏程度不等。但有时根尖部并无明显改变或仅有牙周间隙增宽。

【治疗原则与方法】

（1）治疗原则

1）消除疼痛,减轻局部和全身的急性感染症状,减少对继承恒牙胚的病理性影响。

2）在不影响继承恒牙发育和萌出的前提下延长患牙的保存时间、恢复患牙功能。

（2）治疗方法

1）开髓引流术：若髓腔尚未完全暴露，应开髓并揭全髓室顶，拔髓后行根管预备。行大量的根管清洗液清洗根管后置小棉球于髓腔内，建立引流通道。根据全身感染症状的轻重选择是否行全身抗感染治疗。

2）乳牙根管治疗或乳牙拔除术：控制感染后，若乳牙尚有保留价值，行乳牙根管治疗；若患牙为乳磨牙，建议完成根管治疗后行预成冠修复。

3）乳牙拔除术：若乳牙无保留价值，则可在患牙急性症状消失后行乳牙拔除术，根据患儿的年龄、牙龄、继承恒牙胚上覆盖的骨质等因素决定是否行间隙保持。

（二）年轻恒牙牙髓及根尖周疾病

1. 年轻恒牙牙髓炎

【概述】

年轻恒牙的牙髓炎多数是由龋病引起的，牙齿结构异常、牙齿外伤也可引起年轻恒牙牙髓炎的发生。龋源性的年轻恒牙牙髓炎症多为慢性炎症，若深龋使牙髓广泛暴露，常常形成牙髓息肉。龋病引起的急性牙髓炎往往是慢性牙髓炎的急性发作。

【诊断要点】

（1）病史：患儿可出现冷热痛、夜间痛、自发痛，且疼痛无法定位。当恒前牙没有明显龋坏时，应注意询问外伤史。

（2）临床表现：因龋病所致牙髓炎一般可见深大龋洞。因畸形中央尖或畸形舌侧窝所致牙髓炎，可见折断的畸形中央尖断痕或深黑色的舌侧窝。因外伤所致的牙髓炎可无牙体龋蚀病变。穿髓的年轻恒牙可探及牙髓息肉，探痛不明显，但易出血。因外伤所致的牙髓暴露可能仍有活髓，因此对外伤露髓牙不宜行探诊检查，以免引起患儿疼痛。

（3）X线检查：龋坏或外伤后的牙体组织缺损近髓或穿髓，无根尖周病变。

【鉴别诊断要点】

年轻恒牙慢性牙髓炎应与年轻恒牙慢性根尖周炎相鉴别，其鉴别主要依赖于X线检查，看是否有根尖周病变的存在。

慢性增生性牙髓炎、牙龈息肉、牙周膜息肉鉴别诊断见表3-2-3。

表 3-2-3　慢性增生性牙髓炎、牙龈息肉、牙周膜息肉鉴别

	慢性增生性牙髓炎	牙龈息肉	牙周膜息肉
叩诊	少有叩诊不适	少有叩诊不适	可有叩诊不适
探诊	息肉的蒂来自牙髓	息肉的蒂来自侧壁的穿髓孔	息肉的蒂来自髓底的穿髓孔
X线检查	髓室底完整 龋洞侧壁完整	髓室底完整 龋洞侧壁不完整	髓室底不完整 龋洞侧壁完整

【治疗原则与方法】

（1）治疗原则　尽力保存活髓组织,以保证牙根的继续发育和生理性根尖孔的形成。

（2）治疗方法

1）部分冠髓切断术:机械性或外伤性露髓,露髓孔大于 1mm,或露髓时间大于 1 小时的患牙,行牙髓切断术。或仅有部分冠部牙髓感染,根部有健康活髓的患牙,行部分牙髓切断术。

2）冠髓切断术:冠部牙髓感染,根部有健康活髓的患牙,行牙髓切断术。

3）部分根髓切断术:冠髓及部分靠近冠方的根髓感染,而靠近根方仍有健康根髓的患牙,行部分根髓切断术。

2. 年轻恒牙根尖周炎

【概述】

年轻恒牙的根尖周炎多由牙髓炎发展而来,此时的牙髓感染可通过宽阔的根尖孔引起根尖周组织的炎症或病变。

【诊断要点】

（1）病史:患儿多因牙龈肿胀、咀嚼不适就诊。患牙可能出现过牙髓炎症状,但也可能无明显的自觉症状。可有外伤史。

（2）临床表现:因龋病所致的根尖周炎一般可见深大龋洞,而因外伤所致的慢性根尖周炎可无牙体龋蚀。患牙所对应的牙龈可有红肿、脓疱、瘘管形成。多有叩诊不适,可有不同程度的松动。

（3）X线检查:龋坏近髓或穿髓,牙根可有内外吸收,有根尖周暗影。

【治疗原则与方法】

（1）治疗原则　尽力保存根部活髓,促进牙根的继续发育。

（2）治疗方法

1）根尖诱导成形术:由于需要多次复诊,应用于依从性较好、能按时复诊

的患儿。

2）根尖屏障术：适用于无法多次复诊的患儿或已失去根尖封闭潜能的患牙。

3）牙髓血运重建术：适用于根尖孔开放呈喇叭口、根尖周组织内仍存在牙乳头干细胞的年轻恒牙。

（黄睿洁）

三、儿童牙外伤

（一）乳牙外伤

【概述】

乳牙外伤指乳牙受到急剧创伤所引起的牙体硬组织、牙髓组织及牙周支持组织的创伤。乳牙外伤多发生于1~2岁儿童,约占乳牙外伤的1/2。乳牙外伤多见于上颌前牙,造成牙齿移位较常见,主要表现为嵌入、脱出、唇舌向移位,以及不完全脱出等。

【诊断要点】

1. 病史

（1）记录患儿姓名、年龄、性别及陪同监护人与患儿关系、联系方式等信息。

（2）首先确认全身状况,如发现有颅脑或严重肢体损伤等全身损伤迹象,应暂缓口腔治疗,及时救治或转诊治疗全身损伤。

（3）采集外伤相关病史,主要注意询问并详细记录外伤发生时间、地点、方式、是否经初步处理、是否有牙外伤史等。应注意患儿自觉症状,如有无自发痛、冷热刺激痛、咀嚼痛、牙齿移位等。

2. 临床表现

（1）乳牙简单冠折及复杂冠折：①外伤造成乳牙牙冠釉质及牙本质实质缺损且未露髓即为乳牙简单冠折。如釉质及牙本质折断伴有露髓,即为乳牙复杂冠折；②乳牙简单冠折时常出现冷热刺激痛,其疼痛程度与牙本质暴露的面积及牙齿发育程度有关；探诊常表现敏感或疼痛。X线片可见牙体缺损,未累及髓腔。部分患儿常因缺损不大、症状不重而被忽视；③乳牙复杂冠折：牙髓外露,触痛明显,可有冷热刺激痛,影响进食。X线片可见牙体缺损,髓腔开放。

（2）乳牙冠根折及根折：①乳牙牙体组织折断,包括釉质、牙本质及牙骨质,如未累及牙髓即为简单冠根折,累及牙髓为复杂冠根折。乳牙根部牙本质、牙骨质折断,伴有牙髓受损即为乳牙根折。②乳牙冠根折如断端未离体,易由于冠方断端活动引起疼痛,患儿常表现抗拒进食,可伴有冷热刺激痛,牙龈撕裂,龈沟溢血;如有牙髓暴露,则触痛明显。X线片可见牙折线及髓腔开放情况;如断端未离体时X线片有时无法显示清楚,需多角度投照并结合临床症状诊断。③乳牙根折主要症状为牙齿松动、咬合痛,有时牙冠稍伸长;如折断部位靠近根尖,可能症状较轻或不明显。X线片是诊断根折的主要依据,由于根折影像变化较多,且上颌前牙部位重叠影像复杂,不易辨认,需结合临床症状诊断,必要时可更换投照角度或辅以CBCT检查协助诊断。

(3)乳牙牙震荡及亚脱位:①单纯牙齿支持组织损伤,有明显叩诊不适即为牙震荡。患儿自觉牙齿酸痛、咬合不适,临床检查时牙齿无异常松动移位,X线片显示根尖周无异常。②牙周支持组织损伤,但没有牙齿位置改变即为亚脱位。患儿自觉牙齿松动,上下颌牙咬合时可有痛感,临床检查时牙齿明显松动,可有龈沟渗血及叩痛,X线片显示根尖周无异常或牙周膜间隙稍增宽。

(4)乳牙侧方移位及半脱出:①乳牙沿牙长轴侧向移位,伴有牙槽骨折断或裂纹即乳牙侧方移位。乳牙从牙槽窝向牙冠方向部分脱出即乳牙半脱出。两者均常伴牙齿明显松动及叩痛,有时伴有龈沟溢血或牙龈淤血。②X线片可见侧方移位牙近远中两侧牙周膜间隙不对称,一侧减小,另一侧增宽,但唇舌向移位时普通根尖片上可能看不出变化,必要时可配合CBCT检查。半脱出的X线片表现主要为根尖区牙周间隙增宽。

(5)乳牙挫入:乳牙向牙槽窝方向移位,同时造成牙槽骨损伤即乳牙挫入。挫入时患牙较邻牙短,常不松动,可有叩痛,可有牙龈淤血,X线片见牙周膜间隙变小或消失。由于恒牙胚多在乳牙根的腭侧,判断挫入的程度及乳牙根与恒牙胚之间的关系非常重要。

(6)乳牙全脱出:乳牙从牙槽窝中完全脱出为乳牙全脱出。患儿常携带脱出牙就诊或主诉牙齿脱出,临床检查可见患牙牙位牙槽窝空虚,牙窝内可见血凝块,可有牙龈撕裂或淤血表现,可能伴有牙槽窝骨折。X线片可见牙槽窝空虚影像,并辅助判断牙槽窝是否骨折。

【鉴别诊断要点】

1. 部分萌出的乳牙与外伤后部分挫入的乳牙相鉴别　对于正在萌牙的

乳牙列期儿童,外伤后仅有轻度疼痛症状,家长及患儿无法说清该患牙是萌出不全,还是部分挫入。此时应首先询问家长是否有患儿近期露齿照片供参考。X线片是鉴别诊断的关键手段,如对比邻牙见患牙牙周膜间隙减少或消失,则可判断患牙为部分挫入。

2. 牙列不齐的乳牙与外伤后侧方移位的乳牙相鉴别　当家长及患儿无法说清该患牙是侧方移位,还是原本排列不齐,应首先询问家长是否有患儿近期露齿照片供参考,并采用X线片进行鉴别。如患牙近远中两侧牙周膜间隙不对称,一侧减小,另一侧增宽,则为侧方移位;但唇舌向移位时普通根尖片上可能看不出变化,必要时可配合CBCT检查。

3. 根尖1/3折断的外伤乳牙和牙根尚未发育完成的有正常生理动度的乳牙相鉴别　如果患儿幼小,患牙牙根可能尚未发育完成具有正常生理动度。如外伤后出现患牙无明显缺损、移位或明显疼痛,但存在一定松动度,应在患儿能配合的情况下尽量进行X线片检查,以判断动度为生理性或源于根尖1/3折断。

4. 全脱出与完全挫入的外伤乳牙相鉴别　当牙齿完全挫入牙槽窝,可能无法直接观察到牙体,为判断挫入或全脱出,应首先询问监护人是否见到脱落牙,同时在患儿配合的情况下进行X线片检查辅助判断。

【治疗原则与方法】

治疗原则:应使乳牙外伤对继承恒牙生长发育的影响降到最低。

乳牙牙齿外伤发生在低龄儿童,其损伤和预后与患儿年龄密切相关,在处理乳牙外伤时,应考虑乳牙牙根与继承恒牙牙胚间关系的密切程度、距替牙时间及患儿配合程度等因素。乳牙牙体牙髓损伤术后3个月、6个月应进行复查。涉及乳牙牙周组织损伤术后4周、3个月、6个月应进行复查。如发现牙髓感染症状,应及时进行牙髓治疗。

1. 乳牙简单冠折　调磨可能划伤软组织的锐利边缘。对患儿家长有美观要求,或大面积牙本质外露近髓的牙齿,可采用树脂联合透明冠套修复技术进行牙体外形修复。

2. 乳牙复杂冠折　对露髓时间短(24小时内)的乳牙,可采取牙髓切断术。如牙冠缺损大、不易修复者,或露髓时间长的乳牙,可采取牙髓摘除术。乳前牙的牙体缺损修复可采用树脂联合透明冠套进行牙体缺损修复。

3. 乳牙冠根折　多数情况下需要拔除。

4. 乳牙根折　常发生在根尖或根中1/3。

（1）根尖 1/3 折断时,牙齿松动度轻,可仅嘱患儿避免使用患牙咬物 2~3 周。

（2）根中部折断时,如牙冠部松动明显,应拔除冠部断端,以免被患儿误吸;余留的根部组织可观察,复诊时拍 X 线片了解其吸收情况以及与恒牙胚的关系。

5. 乳牙牙震荡及亚脱位　常不做处理,仅嘱患儿勿咬硬物 2~3 周。

6. 乳牙侧方移位和半脱出

（1）判断患牙移位程度及松动度非常重要,如果牙齿极度松动、移位严重或牙槽窝内血凝块已开始机化无法复位,应考虑拔除。

（2）如果就诊及时、移位不严重可顺利复位者,可考虑行外伤牙的复位固定术。

7. 乳牙挫入　是否保留挫入牙,取决于挫入程度及牙根与恒牙胚的关系。

（1）如果乳牙部分挫入、挫入方向远离恒牙胚,X 线片检查显示未伤及恒牙胚,可不做处理并观察其自动萌出。

（2）如乳牙严重挫入,尤其牙冠向唇侧而牙根向腭侧挫入,X 线片发现乳牙牙根与恒牙胚大量重叠,应及时拔除乳牙。

8. 乳牙全脱出　一般不宜再植,应定期复查追踪,警惕恒牙萌出和发育障碍。

（二）年轻恒牙外伤

【概述】

年轻恒牙外伤多发生于 7~9 岁儿童,占恒牙外伤的 50%~70%,好发于上颌中切牙、上颌侧切牙,下颌切牙较少见。年轻恒牙由于牙根未完全形成,外伤后牙齿松动、移位、脱出较常见;而牙根完全形成之后,外伤易引起冠折或根折。恒牙外伤可能影响咀嚼功能,可能造成牙本质或牙髓暴露,根尖周及牙髓组织损伤,甚至导致牙齿丧失,对儿童的牙槽骨、咬合、牙列等生长发育产生不良影响。

【诊断要点】

1. 病史　接诊及问诊要点同乳牙外伤,年轻恒牙外伤相关病史采集还需注意询问,并详细记录外伤发生时间、地点、方式,是否携带牙折片或脱落牙,离体牙保存情况,是否曾触及根面,是否经初步处理,是否有牙外伤史等要点。

2. 临床表现　应该从视诊、触诊、叩诊等方面对患儿进行全面检查,另外,还应注意在进行口腔检查之前,应该观察患儿的全身情况,是否神志清楚走进诊室,面部其他组织有无严重损伤、变形和活动性出血,对于面部污染严重的患儿,应首先用清水或生理盐水清洁面部,看清患儿的真实面部,排除口腔以外其他组织严重损伤后,再着手进行临床口腔检查。

主要临床表现包括:

(1)釉质裂纹与釉质折断

1)单纯釉质裂纹:患牙通过视诊、探诊可见釉质表面有裂纹,但牙齿组织无实质性缺损。患儿可无不适,但应注意牙齿有无叩痛或松动度改变。

2)釉质折断:局限于釉质缺损即为釉质折断,多发生在切角或切端。一般无自觉症状,如断面粗糙可能磨破唇舌黏膜,应注意折面周围是否有釉质裂纹。

(2)釉质 - 牙本质折断:年轻恒牙釉质 - 牙本质折断临床表现与乳牙简单冠折相似。部分患儿可能症状不明显,但由于年轻恒牙牙本质较薄,距髓腔近,且牙本质小管粗大,外界刺激易通过小管传入牙髓。X线片可见牙体缺损影像。

(3)冠折露髓:年轻恒牙冠折露髓临床表现同乳牙外伤部分。

(4)简单冠根折与复杂冠根折:年轻恒牙冠根折临床表现及检查要点和乳牙冠根折相似。年轻恒牙简单冠根折多为牙冠向单侧斜行的断裂,达到根部的另一侧,断端常在舌侧或近远中龈下 2~3mm 以内。年轻恒牙复杂冠根折可分为横折和纵折两种情况,横折为近远中向折断,较常见。常见活动牙折片刺激牙髓、牙龈,引起疼痛和出血,有时出现殆干扰。

(5)根折:年轻恒牙根折多见于年龄较大儿童、牙根接近发育完成的牙齿。年轻恒牙根折主要症状有牙齿松动、咬合痛及叩痛,有时牙冠稍伸长,伴咬合创伤。根折按部位分为根尖 1/3、根中 1/3 及近冠 1/3 三种情况,症状与折断部位有关,越靠近冠方,症状越明显,多数根尖 1/3 根折症状较轻或不显。X 线片是诊断根折的主要依据,需结合临床症状判断。

(6)牙震荡:临床表现及检查要点同乳牙外伤部分。

(7)亚脱位:临床表现及检查要点同乳牙外伤部分。

(8)侧方移位及半脱出:年轻恒牙侧方移位及半脱出的临床表现及检查要点与乳牙外伤部分相似。年轻恒牙未完全萌出时,发生移位性损伤应向患儿和家长求证外伤前牙齿位置,并与牙列不齐相鉴别,影像学检查可辅助诊断。

（9）挫入：临床表现及检查要点同乳牙外伤部分。如患牙正在萌出期，则无法确定参考长度，应采用X线片辅助诊断。

（10）全脱出：年轻恒牙全脱出发病率在0.5%~3%，上颌中切牙最为好发，水平外伤常导致牙齿完全脱出。全脱出牙损伤严重，造成牙髓组织丧失血供、牙周膜撕裂、牙骨质损伤等，可能伴有牙槽窝骨折。临床检查着重检查牙槽窝的完整性及离体牙情况，包括保存状态、是否完整、污染程度及牙根发育程度等。

【鉴别诊断要点】

年轻恒牙牙震荡、亚脱位与半脱出的鉴别诊断可通过临床检查及X线片检查鉴别。牙震荡时患牙无异常松动或移位，X线片示根尖周无异常。亚脱位时患牙有明显松动，但无移位，X线片示根尖周无异常或牙周膜间隙稍增宽；半脱出时患牙部分脱出牙槽窝，明显伸长，常伴牙齿明显松动、叩痛，常见龈沟溢血或牙龈淤血，X线片可见根尖区牙周膜间隙增宽。

【治疗原则与方法】

年轻恒牙外伤术后应定期复查，复诊时间建议见下表3-2-4。

表 3-2-4　年轻恒牙外伤术后应定期复查时间建议

外伤类型	2周	4周	6~8周	3个月	6个月	1年	每年复查	5年
釉质裂纹								
釉质折断			√			√		
简单冠折			√			√		
复杂冠折			√			√		
简单冠根折			√			√		
复杂冠根折			√			√		
根折		√	√	√	√	√		√
牙震荡		√	√			√		
亚脱位	√	√	√			√		
侧方移位	√	√	√		√	√	√	√
半脱出	√	√	√		√	√		√
挫入	√	√	√		√	√	√	√
全脱出	√	√		√	√	√		

具体治疗原则及方法如下：

1. 釉质裂纹

（1）单纯釉质裂纹预后较好，常不需特殊处理。

（2）对较深釉质裂纹，为防止细菌侵入刺激牙本质或色素形成，可涂以无刺激性保护涂膜以隔绝刺激和细菌侵入。

2. 釉质折断与釉质 - 牙本质折断

（1）对于仅有少许釉质缺损不影响美观的牙齿，可仅少量调磨锐边。

（2）对于明显釉质折断及釉质 - 牙本质折断患牙，应进行即刻光固化复合树脂修复，封闭牙本质断面，并维持患牙的三维间隙，防止邻牙倾斜和对颌牙伸长，便于成年后进一步修复。

3. 冠折露髓　年轻恒牙冠折露髓后应尽可能保存活髓。

（1）冠髓切断术或部分冠髓切断术是年轻恒牙露髓后首选治疗方法。

（2）如果露髓孔不大（1mm 以内），且外伤时间短（1 小时内），可进行直接盖髓治疗。

（3）如露髓时间较长，发生牙髓感染甚至坏死时，治疗中应尽可能多地保存活的根髓和 / 或根尖牙乳头，促使牙根继续发育。根据牙根的发育程度，牙髓坏死的年轻恒牙可选择牙髓血运重建术和根尖诱导成形术。

（4）如果家长有携带断冠，可通过断冠粘接进行过渡性修复。

4. 简单冠根折与复杂冠根折

（1）简单冠根折：断端常在龈下 1~2mm 以内，可通过排龈止血，进行复合树脂修复或断冠粘接术。

（2）复杂冠根折：需经过综合评估确定治疗方案。如确定保留患牙，对于年轻恒牙应进行部分根髓切断术，然后可选择性使用断冠粘接术修复牙体外形，待牙根发育完成后再行根管治疗 - 正畸联合根牵引术或冠延长术，为永久修复创造条件。如评估无条件行永久修复的牙根，需根据儿童生长发育情况决定治疗方案，可保留断根在牙槽骨内，上方行可摘局部义齿式间隙维持治疗，为未来种植修复提供条件。

5. 根折　根折的治疗应尽量使断端复位并固定患牙，同时注意消除咬合干扰，密切关注牙髓状态。

（1）近冠 1/3 根折病例预后较差。如果残留牙冠长度和强度尚可，可利用行桩冠修复者，在牙根发育完成后行根管治疗术结合正畸根牵引术，或辅助冠延长术后进行桩冠修复；如果无法修复，可保留断根在牙槽骨内，上方行可摘局部义齿式间隙维持治疗,为未来种植修复提供条件。

（2）根中 1/3 根折病例预后也不良。如有移位应先局麻下复位再行固定,注意避免咬合干扰。一般行弹性固定 2~3 个月。定期复查 X 线片观察断端愈合情况及牙髓状态,如发生牙髓病变应及时进行牙髓治疗。

（3）根尖 1/3 根折病例预后较好。如患牙几乎不松动也无咬合创伤,可不用固定,嘱患儿不用患牙咀嚼,定期复查。如患牙有明显松动伴咬合创伤,应进行复位固定,定期观察根折断端愈合情况,观察牙髓、牙周状态,如发生牙髓及根尖病变,及时进行牙髓治疗。

6. 牙震荡及亚脱位 一般预后良好,无咬合创伤时可不做特殊处理,需嘱患儿勿咬硬物 2 周,并定期复查,拍 X 线片观察牙髓及牙根情况。

7. 侧方移位及半脱出

（1）应及时复位固定,消除咬合创伤,严密观察牙髓状态转归。年轻恒牙牙髓组织愈合能力较强,尽可能保存生活牙髓。

（2）移位严重的患牙还可能出现牙根外吸收或替代性吸收,应定期追踪,密切观察牙根发育及是否出现牙根病理性吸收。

8. 挫入

（1）已挫入的年轻恒牙血管神经愈合能力较强,为避免二次损伤,不宜将患牙拉出复位,可观察牙齿自行再萌出。一般可观察 2~4 周,再萌出过程可能长达 6~14 个月不等。

（2）对严重挫入的牙齿（如牙冠挫入 2/3 以上）,观察 4 周左右仍无再萌出迹象,牙齿生理动度降低,应及时采取正畸牵引方法,轻力牵出患牙,避免牙齿粘连。

9. 全脱出 年轻恒牙全脱出的治疗方法是选择合适介质保存脱出牙,尽早行再植术。治疗前应先进行脱出牙的处理,然后在局部麻醉下进行再植,弹性固定 7~10 天。严重牙龈撕裂者应缝合并上牙周塞治剂。再植后常规全身使用抗生素。

（周 媛）

四、儿童牙齿发育异常

（一）牙齿数目异常

牙齿数目异常（abnormality of teeth number）表现为数目不足和数目过多。

1. 数目不足

【概述】

牙齿数目不足又称先天缺牙（congenitally absent teeth），是在牙胚形成过程中未能发育和未形成牙齿，或是发生在牙胚发育早期，即牙蕾形成期的先天性异常。按照缺失牙齿的数目，先天缺牙可分为个别牙缺失（hypodontia）、多数牙缺失（oligodontia）和先天无牙症（anodontia）。按照与全身疾病的关系，先天缺牙可分为单纯型先天缺牙和伴综合征型先天缺牙。与缺牙相关的综合征有多种，常见的如外胚叶发育不全综合征、Reiger 综合征等。单纯型先天缺牙是指不伴有其他系统异常的先天缺牙。

【诊断要点】

（1）病史：详细询问病史，有无家族史、外伤史、拔牙史，有无皮肤、毛发等异常。

（2）临床表现

1）牙齿数目不足，可缺失个别牙齿或多颗牙齿。

2）恒牙常见缺失牙位为下颌第二前磨牙、上颌侧切牙、上颌第二前磨牙和下颌切牙。乳牙列的牙齿缺失情况较少，可见于下颌乳切牙、上颌乳切牙和乳尖牙。可发在单侧或双侧。乳牙列与恒牙列的牙数异常有一定关系，发现乳牙先天缺失时，应注意追踪观察恒牙列是否存在先天缺牙。

（3）辅助检查：拍摄 X 线片确定缺牙数目和部位。

先天缺牙的诊断是根据牙齿数目和形态、缺牙位置、间隙情况，明确有无牙齿外伤史和拔牙史，并经根尖 X 线片或全景片等确诊。发现牙齿缺失时应常规拍摄全景片以确定缺失牙齿的数目。X 线片上，3 岁半应可见侧切牙牙胚，5 岁半应可见第二前磨牙牙胚。超过此年龄段 X 线片未见相应牙胚者应高度怀疑先天缺牙。

【鉴别诊断要点】

先天缺牙应与因龋病或外伤牙齿缺失牙相鉴别，后者有患龋病史或牙外伤史。

【治疗原则与方法】

（1）乳牙先天缺失

1）治疗原则：恢复咀嚼功能，保持良好的咬合关系。

2）治疗方法：①对于缺牙数目少，不影响咬合者，可暂不处理；②缺牙数目多者，需制作活动性义齿，恢复咀嚼功能，保持良好的关系，并根据患儿生长发育情况定期更换。

（2）恒牙先天缺失

1）治疗原则：应综合缺牙数目、位置及咬合关系等因素，考虑是否保留缺失恒牙对应的乳牙。

2）治疗方法：①对于牙列拥挤、间隙不足患儿，可考虑拔除乳牙，正畸治疗关闭间隙；②不存在牙列拥挤的患儿，可尽量保留乳牙，以维持完整的牙列和咀嚼功能。乳牙保留时间的长短，个体间差异较大，待滞留乳牙脱落后再进行修复治疗。

2. 数目过多

【概述】

牙齿数目过多又称额外牙或多生牙（supernumerary teeth），是指正常牙列以外发生的牙齿。额外牙可在牙列中多生一颗或几颗牙，较少见于乳牙列，多见于混合牙列和恒牙列。最常见发生于上颌前牙区。

【诊断要点】

（1）病史：详细询问病史，有无家族史，有无全身骨骼系统发育异常。

（2）临床表现

1）已萌出的额外牙：临床可见正常牙齿数目以外的多余牙，形态可为锥形牙或与正常牙形态相似。

2）未萌出的额外牙：临床可见牙间间隙、牙齿扭转或移位，也可能引起恒牙迟萌或阻生。也可无任何异常，仅在拍摄 X 线片时发现。

3）后牙区出现多颗额外牙，提示颅骨 – 锁骨发育不全综合征的可能。

（3）辅助检查：根尖 X 线片或全景片可明确额外牙的数目和位置。CBCT 可定位额外牙，并了解其与周围牙的关系。

【治疗原则与方法】

（1）治疗原则：减少额外牙对恒牙和恒牙列的影响，应尽早发现，及时处理。

（2）治疗方法

1）萌出的额外牙：应及时拔除，利于邻近恒牙的顺利萌出，并减少恒牙的错位。

2）埋伏的额外牙：如果影响恒牙的正常发育、萌出及排列，在不损伤恒牙胚的情况下应尽早拔除；若不影响恒牙胚发育和萌出，可待恒牙牙根发育基本完成后再行拔除。

（二）牙齿形态异常

牙齿形态异常主要受遗传因素的影响,但环境因素也起一定的作用,如机械压力,也可造成牙齿形态的变异。

1. 畸形牙尖与畸形窝

（1）畸形中央尖

【概述】

畸形中央尖(central cusp)是指在前磨牙的中央窝处,或接近中央窝的颊尖三角嵴上,突起一个畸形的牙尖。最多出现于下颌第二前磨牙,其次为下颌第一前磨牙、上颌第二前磨牙、上颌第一前磨牙,磨牙也偶有所见。畸形中央尖可以单发或者多发,常见左右侧同名牙对称性发生。为常染色体显性遗传。

【诊断要点】

1）病史:询问患儿或家长患牙的萌出时间,有无自觉症状,如已折断,需详细询问有无疼痛、牙龈肿胀史等。

2）临床表现:①未折断的畸形中央尖表现为高低不等的突起,可尖细或圆钝,高度一般 1~3mm。患儿通常无临床症状;②折断的畸形中央尖可见靶样的折断痕迹,外为环状釉质,中有偏黄的牙本质轴,中心颜色较深。发生感染后可出现牙髓炎或根尖周炎的症状。

3）辅助检查:牙齿根尖 X 线片是早期检查的必要手段,可发现尚未萌出的前磨牙畸形中央尖。①未折断的畸形中央尖表现为𬌗面有畸形中央尖突出,髓角突入畸形尖内;②折断且有牙髓感染的畸形中央尖常表现为患牙牙根短、根管粗、根尖孔敞开或呈喇叭口状,根尖周可出现大小不等的暗影。

【治疗原则与方法】

1）未折断的畸形中央尖

治疗原则:可进行预防性充填治疗,防止畸形中央尖折断,阻断可能因畸形中央尖折断导致牙髓感染的途径。

治疗方法:①预防性充填治疗适用于细而高、易于折断的畸形中央尖,或者畸形中央尖已经折断、无牙髓状况异常者。局部麻醉下一次磨除中央尖,在基底部制备洞形,深度 1.5~2mm,根据情况分别采用盖髓或者部分冠髓切断术。②中央尖加固治疗适用于相对较粗、基底部较为宽大、尚未建𬌗的畸形中央尖。在中央尖周围用树脂加固,防止折断。

2）已折断的畸形中央尖

治疗原则：判断牙髓状况，观察牙根发育的程度，是否存在根尖周病变以及病变范围，选择相应的治疗方法。

治疗方法：①牙根没有发育完成的年轻恒牙可采用冠髓切断术、根尖诱导成形术、牙髓血运重建术等方法控制炎症，促进牙根的发育。②对于牙根过短且根尖周病变范围过大、已无保留价值的患牙可予以拔除。

（2）畸形舌窝和畸形舌尖

【概述】

畸形舌窝（invaginated lingual fossa）和畸形舌尖为切牙的发育畸形，是牙齿发育时期成釉器出现皱折向内陷入牙乳头所致，当向内陷入牙乳头形成窝状畸形时称畸形舌窝，又称牙内陷。当舌隆突呈圆锥形突起而形成牙尖畸形时称畸形舌尖。畸形舌窝和畸形舌尖有时伴随出现。临床根据舌窝深浅程度和舌窝形态变异，又分为畸形舌沟、畸形舌尖和牙中牙。

【诊断要点】

1）病史：了解患牙有无咬合不适，有无疼痛史、牙龈肿胀史等。

2）临床表现：①畸形舌窝多见于恒牙，上颌侧切牙多见，其次是上颌中切牙。牙齿可呈现为铲形，舌窝处釉质内形成深窝；也可呈圆筒状，中间凹陷成深窝。有些釉质内陷形成沟，称为"畸形舌沟"。个别牙内陷部位从牙冠部一直达根尖，根据其在X线片上的表现，称为"牙中牙"。畸形舌窝容易滞留食物和堆积菌斑，是龋病的好发部位，龋病进展亦可引起牙髓及根尖周病变。②畸形舌尖可发生于恒牙或乳牙。恒牙多见于上颌侧切牙，其次是上颌中切牙，偶见尖牙。乳牙多见乳中切牙，其次是乳侧切牙。多数畸形舌尖较粗大，可妨碍咬合，导致牙齿或对颌牙齿移位，有时可能因咬合创伤导致牙髓及根尖周炎症。少部分畸形舌尖尖细，有髓角突入尖内，易于磨损或折断，出现牙髓感染的症状。

3）辅助检查：根尖X线片可用于判断牙髓及根尖周炎症，但变异较大的患牙建议行CBCT检查，了解髓腔形态。

【治疗原则与方法】

1）具有畸形舌窝的牙齿易患龋，应早期进行窝沟封闭或预防性充填，以预防龋病发生。

2）已经发生龋病的牙齿应及时治疗，避免进一步发展为牙髓炎和根尖周炎。

3）畸形舌尖如果较圆钝且不妨碍咬合可不做处理；如果干扰咬合和高而尖的舌尖可以磨除畸形尖，根据情况选择行间接盖髓、直接盖髓或部分冠髓切断术治疗。

4）如牙髓已受累，根据牙髓感染情况和牙根发育程度，选用冠髓切断术、牙髓血运重建术、根尖诱导成形术或根管治疗。

5）畸形舌沟引起牙周和根尖周炎症者，可进行牙周翻瓣手术，必要时考虑拔除。

2. 过大牙、过小牙及锥形牙

（1）过大牙

【概述】

过大牙（macrodontia）是指大于正常牙的牙齿，又称牙过大。过大牙有个别牙过大和普遍性牙过大。个别牙过大的病因尚不清楚。普遍性牙过大多见于脑垂体功能亢进的巨人症患者。

【诊断要点】

1）病史：应仔细询问系统疾病史。

2）临床表现：过大牙的形态与正常牙相似，但体积较正常牙显著过大。个别牙过大多见于上颌中切牙和下颌第三磨牙。普遍性牙过大表现为全口所有牙齿都较正常的牙齿大。

3）辅助检查：X线片可见髓腔及根管大于正常同名牙。普遍牙过大应进行脑垂体功能检查。

【鉴别诊断要点】

过大牙应与融合牙相鉴别：融合牙的牙冠亦表现为过大牙，但X线片大多可见融合牙有独立的髓腔和根管。

【治疗原则与方法】

个别牙过大对身体健康无任何影响可不做处理，或可进行适当调磨，调磨应以不引起牙髓敏感症状为原则。

（2）过小牙及锥形牙

【概述】

过小牙（microdontia）是指小于正常牙的牙齿，又称牙过小，过小牙的形态常呈圆锥形，又称锥形牙。过小牙有个别牙过小和普遍性牙过小，其病因多与遗传有关。普遍性牙过小多见于脑垂体功能低下的侏儒症，临床比较罕见。

【诊断要点】

1）病史：应仔细询问系统疾病史。

2）临床表现：过小牙的体积较正常牙显著过小，与邻牙之间有间隙，但钙化正常。个别牙过小多见于上颌侧切牙和上颌第三磨牙。若为综合征的一种表现，除某些牙齿过小之外，还有口腔或全身的其他异常体征。

3）辅助检查：X线片可见髓腔及根管小于正常同名牙。普遍性牙过小应进行脑垂体功能检查。

【治疗原则与方法】

牙过小影响美观，可做树脂冠修复，或光固化树脂修复外形。过小牙对身体健康无任何影响，也可不做处理。

3. 双牙畸形　是指牙齿在发育时期，由于机械压力因素的影响，使两个正在发育的牙胚融合或结合为一体的牙齿形态异常；或是因一个牙胚分裂为二，牙冠呈两颗牙的异常形态。这种形态为双牙形态。根据形态和来源，可分为融合牙、结合牙和双生牙。

（1）融合牙

【概述】

融合牙（fusion of tooth）是由两个正常牙胚的釉质或牙本质融合在一起而成。除牙齿发育受压力因素影响外，还有遗传倾向。乳、恒牙均可以出现融合，乳牙列的融合牙比恒牙列多见。

【诊断要点】

1）病史：询问家族史、牙外伤史等。

2）临床表现：①乳牙列多见下颌乳中切牙和乳侧切牙，或乳侧切牙和乳尖牙融合。恒牙多为额外牙和正常牙融合，也见有恒侧切牙和恒尖牙融合。②可表现为冠根完全融合，冠部融合而根部分离，或冠部分离而根部融合。通常情况下，两颗融合的牙齿有独立的髓腔和根管，少数情况下根管也可以是一个。

3）辅助检查：X线检查常发现乳牙的融合牙常并发其中一颗继承恒牙先天缺失。

【治疗原则与方法】

融合牙对牙列影响不大时，可不予处理。融合线处可通过窝沟封闭预防龋齿，也可做预防性充填。融合牙因其近远中径小于非融合的两颗牙齿近远中径之和，可对牙弓长度和牙齿的排列会造成影响，替牙前后应拍X线片检查有无恒牙先天缺失,及时进行间隙管理。发生在乳前牙区的融合牙,可能影响继承恒牙萌出,应定期观察。参考X线片,已达到继承恒牙萌出时间,但融合牙仍滞留,可考虑拔除。

（2）结合牙

【概述】

结合牙(concrescence of tooth)是两颗或两颗以上基本发育完成的牙齿,由于牙齿拥挤或创伤,使两个牙根靠拢,由增生的牙骨质将其结合在一起而成,结合牙的牙本质是完全分开的。可发生在牙齿萌出前或萌出后。

【诊断要点】

1）病史:询问家族史、牙外伤史等。

2）临床表现:任何两颗相邻的牙都可能发生结合,通常为2颗牙的结合,也有3颗牙的结合。

3）辅助检查:X线片可见结合牙牙本质完全分开,有独立的髓腔和根管系统,可区别于融合牙。

【治疗原则与方法】

结合牙造成的菌斑滞留,可引起龋病或牙周组织炎症,必要时可考虑切割分离并拔除一非功能牙。

（3）双生牙

【概述】

双生牙(germination of tooth)是牙胚在发育期间,成釉器内陷将牙胚分开而形成的畸形牙,表现为牙冠的完全或不完全分开,但有一个共同的牙根和根管。双生牙与融合牙,尤其是与牙列中正常牙和额外牙之间形成的融合牙难以区分,故有的分类已取消双生牙。

【诊断要点】

1）病史:询问家族史、牙外伤史等。

2）临床表现:乳牙列和恒牙列均可发生,双生牙牙冠通常比正常牙大,会影响其他牙齿的排列。

3）辅助检查:X线片可见双生牙有共同的牙根和根管,双生乳牙常伴发继承恒牙先天缺失。

【治疗原则与方法】

一般可不做处理。双生乳牙伴有恒牙缺失时应做好间隙管理。双生牙发生在恒牙列,有时需要对该牙进行片切减径以建立正常的咬合关系。

4. 弯曲牙

【概述】

弯曲牙（dilaceration of tooth）是牙冠和牙根形成一定弯曲角度的牙齿,多发生在上颌前牙。弯曲牙形成原因主要是乳牙外伤,其次是乳牙慢性根尖周炎症,偶见于额外牙造成邻近恒牙的弯曲畸形,或在拔除额外牙过程中的手术创伤。

【诊断要点】

（1）病史:可因乳牙未脱落,牙齿萌出方向异常,或唇黏膜溃疡就诊。应仔细询问外伤史、拔牙史、牙髓及根尖周病史。

（2）临床表现:①弯曲牙多见于上颌中切牙;②发生弯曲的部位取决于先行乳牙受伤的时间,可在牙冠部弯曲,也可在牙根中部或近根尖处弯曲;③多数弯曲牙出现萌出困难或不能自动萌出,可表现为乳牙滞留或恒牙迟萌;④少数患儿可出现牙冠萌出方向异常,或唇黏膜被异常方向萌出的牙冠造成创伤性溃疡。

（3）辅助检查:弯曲牙在根尖X线片上表现为冠根方向改变,通常需要加拍CBCT明确弯曲的角度和位置。

【治疗原则与方法】

弯曲牙的治疗取决于牙根形态及弯曲程度、牙齿发育程度和牙齿位置等。

（1）对牙根尚未发育完成的弯曲牙,可手术开窗助萌,或手术翻瓣结合牙齿牵引复位,使患牙排入牙列的功能位置上。

（2）弯曲严重者不宜保留。

5. 牙髓腔异常

【概述】

牙髓腔异常的牙齿是指牙体长而牙根短小,牙髓腔大而长,或髓室顶至髓室底的高度大于正常,根分歧移向根尖处的牙齿。

【诊断要点】

（1）病史:通常无明显症状,应询问家族史。

（2）临床表现:乳恒牙均可发生。恒牙多见于下颌第二磨牙,乳牙多见于下颌第二乳磨牙。牛牙样牙的特征是牙体长、牙根短,根分歧到牙颈部的距离大于殆面到牙颈部的距离,髓室底的位置比正常牙齿明显移向根尖处;可与遗传性釉质发育不全同时伴发。

（3）辅助检查:X线片时方发现牙髓腔的异常表现。

【治疗原则与方法】

髓腔异常牙齿对身体健康无明显影响,可不做处理。在需做根管治疗时由于髓室底位置低,根管口定位较困难,在有条件的情况下,可利用显微镜探寻根管口进行治疗。

（三）牙齿结构异常

牙齿结构异常通常是指在牙齿发育期间,在牙基质形成或钙化时,受到各种障碍造成牙齿发育的不正常,并在牙体组织留下永久性的缺陷或痕迹。

1. 釉质发育不全

【概述】

釉质发育不全(amelogenesis imperfecta)是釉质在发育过程中,受到某些全身性或局部性因素的影响而出现的釉质结构异常。根据病因可分为遗传性釉质发育不全和外源性釉质发育不全。

（1）遗传性釉质发育不全是一组影响釉质发育的遗传性疾病,一个家族中可几代成员连续出现釉质发育不全患儿。根据遗传方式可分为常染色体显性、常染色体隐性及 X 性连锁遗传。

（2）外源性釉质发育不全是指在牙齿发育过程中,周围环境的变化影响成釉细胞的功能而造成釉质的缺陷。环境因素分为全身因素和局部因素。容易造成釉质发育不全的全身因素有营养不良,特别是维生素和钙磷缺乏,脑损伤和神经系统缺陷,肾病综合征,严重过敏,铅中毒,过量 X 线照射,化疗,风疹等。局部因素包括局部感染和创伤,在继承恒牙的牙冠形成期间,乳牙的慢性根尖周感染,或是乳牙外伤影响到恒牙胚时,可能导致继承恒牙釉质发育不全。

【诊断要点】

（1）病史:仔细询问家族史、生活地区特征、系统疾病史、是否为早产低体重儿、营养状况、牙髓及根尖病变情况等。

（2）临床表现:视诊可发现牙齿外形、颜色的改变。如伴随龋病或牙髓及根尖周病,可出现相应的临床症状。釉质发育不全的临床分类:

1）按病损性质:分为釉质形成不全和釉质矿化不全。

2）按照病损程度不同:分为轻度、中度、重度釉质发育不全:①轻度釉质发育不全釉质表面形态基本完整,呈白垩或黄褐色着色,釉质表面可有少量浅沟、小凹点、细纹;②中度釉质发育不全釉质表面出现实质性陷窝或带状缺损,色泽改变加重,为黄、棕或深褐色;③重度釉质发育不全釉质大面积缺失,呈蜂窝状缺损或釉质消失,前牙切缘变薄。

3)按病因分为遗传因素、全身因素、局部因素:①遗传因素导致的釉质发育不全病变累及多颗牙齿,出现在一个家族几代成员中;②全身因素导致的釉质发育不全病变累及同一时期发育的牙齿;③局部因素导致的釉质发育不全发生在单颗牙齿上,多因乳牙根尖周病或外伤所致,又称特纳牙。

(3)辅助检查:根尖X线片和全景片可对个别牙或全口牙进行检查。可发现釉质阻射率低于牙本质或与牙本质相当,出现牙髓及根尖周病变时可表现牙髓及根尖周病的影像学特征。

【治疗原则与方法】

(1)仅为釉质矿化不良或只有很表浅的小陷窝,可暂不做处理,随访观察。

(2)对中度和重度釉质发育不全,可使用树脂取得美学效果的同时稳定殆关系,乳磨牙可采用金属预成冠进行修复。大面积釉质发育不全有时可发生在第一恒磨牙的殆1/3,治疗应在牙齿未完全萌出前开始。这些牙齿在刚萌出时常有牙髓敏感症状,可局部使用玻璃离子处理或涂氟降低牙髓敏感性,及早行牙体缺损修复治疗,必要时也可行金属预成冠修复。

2. 牙本质发育不全

【概述】

牙本质发育不全(dentinogenesis imperfecta)是一种牙本质发育异常的常染色体显性遗传疾病,可在一家族中连续几代出现,男女都可罹患。

【诊断要点】

(1)病史:询问家族史,生长发育情况,特别是骨骼发育情况。

(2)临床表现:乳、恒牙皆可受累,但乳牙列病损更为严重。牙本质发育不全可分为三个亚型:

1)Ⅰ型牙本质发育不全:牙本质发育不全伴有骨骼发育不全。表现为发育缓慢,身材矮小,骨质疏松、性脆易断,可反复发生骨折,骨关节畸形,由于骨骼不能有效地支持体重,致使骨骼变形,如上下肢长骨弯曲,脊柱骨后侧凸等。绝大多数患儿巩膜呈蓝色,角膜菲薄,部分病例伴有进行性听力丧失。

2)Ⅱ型牙本质发育不全:又称遗传性乳光牙本质。单独发生不伴有骨骼发育不全的表现。编码牙本质涎磷蛋白的基因DSPP发生突变是导致Ⅱ型牙本质发育不全的致病原因。

Ⅰ型和Ⅱ型均有类似的牙齿改变。牙齿变化的特征为全口牙齿呈半透明的灰蓝色、棕黄或棕红色,或呈半透明的琥珀色,牙冠多呈钝圆球形;全口牙齿磨损明显,患儿面部垂直距离降低;牙髓腔早期宽大,而后由于修复性牙本质堆积使其狭窄或完全闭塞。恒牙与乳牙相比,受累相对较轻,破坏较少。

3)Ⅲ型牙本质发育不全:牙齿变化特征为空壳状牙和多发性露髓。牙本质菲薄,牙根发育不足,髓室和根管宽大,当牙本质外露迅速磨损之后髓室极易暴露,多发性髓腔暴露而造成牙槽脓肿和乳牙过早丧失。但患牙的形态、颜色和牙本质发育不全与Ⅰ型、Ⅱ型相似。

(3)辅助检查:Ⅰ型和Ⅱ型牙本质发育不全X线片可显示牙髓腔明显缩小,根管呈细线状,严重时可完全阻塞。牙根短而向根尖迅速变细,有时根尖部可见有骨质稀疏区,易发生根折。Ⅲ型牙本质发育不全X线片显示在釉质和牙骨质下方有一层很薄的牙本质,宛如空壳,故名壳状牙。

【治疗原则与方法】

(1)治疗原则:防止牙齿磨损,保持牙齿外形和功能,改善美观。

(2)治疗方法

1)后牙可采用不锈钢预成冠防止磨耗。

2)前牙可采用树脂贴面改善美观。

3)伴有根尖周透影和根折的患牙可考虑拔除。

4)对于垂直距离降低,伴有颞下颌关节紊乱病的患儿,需进行咬合重建。

3. 氟牙症

【概述】

氟牙症(dental fluorosis)又称氟斑牙或斑釉牙,是由于牙齿发育期摄入过多的氟而导致的疾病。氟牙症的发生具有明显的地域特征性,也存在一定的个体差异。同等剂量的氟化物作用于不同个体可能会引起不同程度的表现。饮水中的氟是氟牙症的重要发病因素。当地水源中含氟量超过1ppm,即1mg/L时有可能出现氟牙症。氟牙症主要发生于恒牙,很少发生于乳牙。

【诊断要点】

(1)病史:仔细询问是否有高氟地区生活史。

(2)临床表现:同一时期萌出的牙齿釉质上有白垩色到褐色的斑块,严重者并发有釉质的实质缺损。病损通常对称出现,其斑块呈散在的云雾状,与周围牙体组织无明显界限。Smith 将氟牙症分为白垩型（轻度）、着色型（中度）和缺损型（重度）三种类型。

1）轻度氟牙症：临床表现为双侧牙齿牙面上弥漫的水平向白垩色条纹或斑块,与周围牙体组织无明显界限;

2）中重度氟牙症：临床表现为釉质的变色和（或）凹陷,有时牙齿萌出时氟化的釉质并未出现明显变色,而是随着时间延长逐渐呈现着色。

（3）辅助检查：可行影像学检查判断缺损累及的深度。

【治疗原则与方法】

控制氟的摄入量是氟牙症最主要的预防方法。饮水中的氟是氟牙症的重要发病因素,因此最根本的预防措施是改良水源,提高饮水质量和治理环境。

根据氟牙症的严重程度可选择保守治疗或者部分磨除后树脂材料暂时修复,待患儿成年后行永久修复治疗。氟牙症的保守治疗方法主要包括釉质微磨除法和漂白脱色法,或者结合使用。

4. 先天性梅毒牙

【概述】

先天性梅毒牙（congenital syphilitic teeth）是在胚胎发育后期和生后第 1 年内,牙胚受梅毒螺旋体侵害而造成的釉质和牙本质发育不全。病因为母体的梅毒螺旋体致胎儿发生梅毒性炎症,影响了发育期的牙胚,引起牙齿发育障碍。约有 10%~30% 的先天性梅毒患儿有牙齿表征。

【诊断要点】

（1）病史：双亲中有梅毒史。

（2）临床表现

1）恒中切牙、第一恒磨牙形态结构异常,临床表现为半圆形切牙或桶状牙,桑葚状磨牙或蕾状磨牙;

2）可伴有听力和视力障碍等;

（3）辅助检查：患儿梅毒血清试验阳性。

【治疗原则与方法】

最基本的治疗和预防是妊娠期对母体行抗梅毒治疗,妊娠 4 个月内用抗生素治疗,基本上可预防婴儿先天性梅毒的发生。形态结构异常的梅毒牙可用复合树脂修复,第一磨牙可作高嵌体或全冠修复。

5. 萌出前牙冠内病损

【概述】

萌出前牙冠内病损（pre-eruptive intracoronal radiolucency）是未萌（或部分萌出）的恒牙牙冠部的缺陷,关于该病损的病因尚不清楚,有不同的假说,如乳牙的根尖炎症引起牙本质的发育异常,牙本质的吸收造成。好发于第一、第二恒磨牙,亦有报道发生于尖牙、前磨牙者。

【诊断要点】

（1）病史及临床表现:患儿通常无症状,在X线片上偶然发现。外科暴露后牙冠表面大多完整,内有黄褐色的软化组织。

（2）辅助检查:X线片可见未萌（或部分萌出）的恒牙牙冠部牙本质内邻近釉牙本质界的透影区,透影区与髓腔之间常有牙本质分开。

【治疗原则与方法】

（1）治疗原则:早期发现并在累及牙髓前早期干预非常重要,定期拍X线片确定病损是进展性还是静止性。

（2）治疗方法

1）病损处于进展期:应积极外科暴露治疗,避免累及牙髓。

2）病损处于静止期:待牙齿萌出后进行治疗。

（四）牙齿萌出与脱落异常

1. 第一恒磨牙异位萌出

【概述】

第一恒磨牙异位萌出是指第一恒磨牙萌出时近中阻生,同时伴随第二乳磨牙远中牙根吸收和间隙丧失。

【诊断要点】

（1）病史:大多数第一恒磨牙异位萌出患儿无自觉症状,在临床检查或拍摄X线片时发现。少数患儿因第二乳磨牙异常松动,或第一恒磨牙萌出不对称、迟萌就诊。

（2）临床表现

1）可见异位的第一恒磨牙近中边缘嵴阻生在第二乳磨牙的远中牙颈部下方,远中边缘嵴可以萌出,牙冠向近中倾斜。

2）第一恒磨牙异位萌出造成第二乳磨牙远中牙根严重吸收,第二乳磨牙可出现牙髓或根尖周炎的症状。

（3）辅助检查:建议在混合牙列早期进行全景片的检查,以早期发现第一恒磨牙的异位萌出。X 线片可见第二乳磨牙远中根近牙颈部位的远中根面有小的吸收区或有弧形的非典型性的根吸收区,第一恒磨牙近中边缘嵴嵌入吸收区。

【治疗原则与方法】

（1）治疗原则:早期发现后追踪观察,判断是否为可逆性异位萌出,积极治疗不可逆性异位萌出。

（2）治疗方法

1）分牙以解除锁结;

2）腭弓式矫治器推第一恒磨牙向远中;

3）截冠法诱导第一恒磨牙萌出,择期开展间隙;

4）拔除第二乳磨牙,口外弓推第一恒磨牙向远中;

5）固定矫治器推第一恒磨牙向远中。

2. 恒尖牙异位萌出

【概述】

恒尖牙的异位萌出可分为唇向异位和腭向异位,最常见的是上颌尖牙的唇侧异位萌出。恒尖牙的近中唇向异位通常是由于牙弓长度不足而致。

【诊断要点】

（1）病史:部分患儿或家长自行发现恒尖牙萌出位置异常就诊,或因乳尖牙滞留,前庭区或腭侧发现软组织膨隆就诊,有的患儿在常规检查中被发现。

（2）临床表现:尖牙延迟萌出,乳尖牙滞留,前庭区或腭侧可见软组织膨隆,侧切牙过度远中或唇舌向倾斜。

（3）辅助检查:CBCT 可明确恒尖牙的位置。

【治疗原则与方法】

（1）保护好乳尖牙,有利于恒尖牙正常萌出。

（2）10~11 岁时可通过临床检查及 X 线片筛查恒尖牙异位萌出者。X 线片显示恒尖牙与相邻侧切牙牙根重叠时,可考虑拔除滞留的乳尖牙,促使恒尖牙正常萌出。

（3）拔除乳尖牙不能促使恒尖牙正常萌出者,必要时可行外科手术及正畸治疗。

3. 乳牙滞留

【概述】

乳牙滞留（retained deciduous teeth）是指继承恒牙已萌出,乳牙未能按时脱落,或恒牙未萌出,乳牙保留在恒牙列中的状态。常是由于继承恒牙萌出方向异常,使乳牙牙根未吸收或吸收不完全。或因继承恒牙先天缺失、埋伏阻生,不能促使乳牙萌出。多数或全部乳牙滞留的病因目前尚不清楚。

【诊断要点】

(1)病史:大多数患儿或家长自行发现牙列出现"双排牙"现象。

(2)临床表现:混合牙列时期,最常见下颌乳中切牙滞留,后继之恒中切牙于舌侧萌出,乳牙滞留于唇侧,呈"双排牙"现象。

(3)辅助检查:根尖片可见滞留乳牙牙根非典型性吸收或吸收不完全。

【治疗原则与方法】

(1)当恒牙异位萌出、乳牙尚未脱落时,及时拔除滞留乳牙,消除恒牙萌出的障碍。

(2)对于继承恒牙先天缺失的乳牙,一般尽量予以保留,但这种滞留乳牙因牙根较恒牙短,一般不能使用终身。

(王 艳)

五、儿童牙周组织疾病及常见口腔黏膜病

(一)儿童牙龈疾病

1. 单纯性龈炎

【概述】

单纯性龈炎(simple gingivitis)是菌斑性牙龈病中最常见的牙龈疾病。龈缘附近牙面上堆积的牙菌斑是单纯性龈炎的始动因子,其他如牙石、不良修复体、牙齿的错位拥挤、口呼吸等因素均可促进菌斑的聚积,引发或加重牙龈的炎症。

【诊断要点】

(1)病史:患儿自觉刷牙出血或咬硬物出血,但无明显疼痛史。

(2)临床表现

1)牙龈炎症一般局限于游离龈和龈乳头,以前牙区和上颌乳磨牙颊侧为主,龈缘和龈乳头红肿,龈沟可加深形成龈袋,但附着水平无变化,也无牙槽骨吸收;

2)局部有牙石、软垢堆积和食物残渣附着,一般无自发性出血,但用圆头探针轻探龈沟即可出血,即探诊出血;

3）多伴有口腔清洁不到位、牙齿错位拥挤、口呼吸等导致菌斑滞留因素；

4）若及时去除局部刺激物,病损可自行减轻或愈合。

【鉴别诊断要点】

单纯性龈炎应与青春期龈炎相鉴别：青春期龈炎与全身激素水平有关,患儿处于青春前期、月经前期和青春期,刷牙出血或咬硬物出血、口腔异味等；主要累及前牙唇侧牙龈,典型的牙龈缘及龈乳头肿大,球状突起,颜色暗红或者鲜红,探诊出血；去除局部刺激因素,症状好转。

【治疗原则与方法】

（1）治疗原则：寻找并及时去除引起牙龈炎症的因素；局部治疗为主,积极预防。

（2）治疗方法

1）牙周基础洁治；

2）口腔卫生宣教与指导,指导正确刷牙,使用牙线。

2. 萌出性龈炎

【概述】

萌出性龈炎（eruption gingivitis）是乳牙和第一恒磨牙萌出时常见的暂时性牙龈炎症。牙齿萌出时,牙龈常有异样感,使儿童喜用手指、玩具等触摸或咬嚼,造成牙龈黏膜擦伤；或由于萌出过程中,部分残留的牙龈覆盖于牙面,导致龈袋内软垢或食物残屑等堆积引发疾病,也易因咀嚼咬伤而加重炎症。

【诊断要点】

（1）病史：患儿自觉患侧磨牙后区胀痛不适,进食、吞咽、张口活动使疼痛加重,若病情继续发展,可能会出现不同程度的张口受限。

（2）临床表现

1）新萌出的牙齿冠周牙龈组织充血,可无明显的自觉症状,随着牙齿的萌出渐渐自愈；

2）新生恒磨牙萌出时常见冠周红肿,远中龈袋内可有溢脓,患儿诉疼痛,严重时炎症扩散可引起间隙感染、面肿。

【鉴别诊断要点】

萌出性龈炎应与萌出性囊肿相鉴别。萌出性囊肿发生在乳牙或恒牙即将萌出时,覆盖牙冠的黏膜局部肿胀,呈青紫色,内含组织液和血液,萌出性龈炎是牙齿部分萌出、冠周牙龈发生炎症。

【治疗原则与方法】

（1）治疗原则

1）炎症轻微、无明显自觉症状者，可不做处理，加强口腔卫生，随着牙齿萌出可自愈；

2）炎症较重者可行局部清洗、上药；

3）伴发淋巴结肿大或间隙感染者需全身应用抗生素治疗；

4）积极预防。

（2）治疗方法

1）局部清洗、上药：3% 的过氧化氢溶液和 0.9% 的生理盐水交替清洗冠周和龈袋，于冠周或龈袋内上碘甘油；

2）口腔卫生宣教及指导。

3. 青春期龈炎

【概述】

青春期龈炎（puberty gingivitis）是受内分泌影响的龈炎之一，菌斑仍然是其主要病因。男女均可患病，女性稍多于男性。常发生于青春前期、月经前期和青春期。青春期儿童体内性激素水平的变化是青春期龈炎发生的全身因素。

【诊断要点】

（1）病史：患儿常主诉刷牙出血或咬硬物出血、口腔有异味等。常有菌斑、牙石、牙列拥挤、口呼吸等局部因素存在。

（2）临床表现

1）前牙区唇侧牙龈龈缘肿大，龈乳头呈球状突起，颜色暗红或者鲜红，探诊出血；

2）当存在局部刺激物时，龈乳头呈球状肿大的程度远甚于局部刺激物所能引起的程度；

3）龈沟可加深形成龈袋，但附着水平无变化。

【治疗原则与方法】

（1）治疗原则：去除局部刺激因素，改善口腔卫生状况，积极预防，基础治疗无效者行牙周手术治疗。

（2）治疗方法

1）以清洁牙齿等基础治疗为主；

2）口腔卫生宣教及指导：指导正确刷牙，使用牙线；

3）牙龈切除术：适应于基础治疗无效，病程长且牙龈过度增生的患儿。

4. 与糖尿病有关的龈炎和牙周病

【概述】

糖尿病是以高血糖为特征的代谢紊乱性疾病，与多种遗传因素有关，是一种可严重影响牙龈健康的内分泌失调性全身性疾病。研究表明较之非糖尿病患儿，糖尿病患儿更倾向于罹患更严重的菌斑性龈炎。常见于1型糖尿病，即胰岛素依赖型糖尿病，发病高峰期为5~7岁和青春期，学龄期儿童患病率为2%，有遗传倾向。

【诊断要点】

（1）病史：患儿有典型的糖尿病病史，牙龈息肉样增生，可形成牙龈瘤，牙周肿胀，牙齿松动。

（2）临床表现

1）牙龈组织对菌斑等局部刺激物的反应性增强，龈缘红肿增生可呈息肉样，严重时形成有蒂或无蒂的牙龈瘤。

2）与健康青少年的牙龈状况相比较，尽管菌斑指数相同，前者龈炎严重程度明显升高。

3）糖尿病患儿绝大多数易患牙周病，被称为糖尿病的第六症状。易发生牙周脓肿，牙槽骨破坏迅速，牙齿易出现松动。

（3）辅助检查：全景片显示有牙槽骨吸收破坏。

【治疗原则与方法】

（1）治疗原则：积极治疗糖尿病；以非手术治疗为主，病情严重者需考虑手术治疗。

（2）治疗方法

1）口腔卫生宣教，指导刷牙，清洁牙面；

2）牙龈切除术：适应于基础治疗无效，病程长且牙龈过度增生的患儿，但在手术治疗前必须先控制好血糖，术后应使用抗感染药物。

5. 遗传性牙龈纤维瘤病

【概述】

遗传性牙龈纤维瘤病（hereditary gingival fibromatosis）又名家族性或特发性牙龈纤维瘤，以牙龈组织慢性、渐进性、弥漫性纤维结缔组织增生为特征，发病率低，病因尚不清楚，未发现有性别差异，有的患儿有家族史，可能为常染色体显性或隐性遗传，但有的可无家族史。

【诊断要点】

（1）病史：患儿牙龈组织呈慢性、渐进性、弥漫性纤维结缔组织增生。

（2）临床表现

1）牙龈纤维增生可发生于乳牙列和年轻恒牙列，通常会随着牙齿萌出持续增生，可累及全口的牙龈缘、龈乳头和附着龈，甚至达膜龈联合处，但不影响牙槽黏膜。

2）增生的牙龈组织致密而硬，色泽正常或略白。

3）范围可呈局限性，也可呈广泛性。通常为双侧对称，也可有单侧性增生。

4）一般下颌症状轻于上颌，上颌磨牙区、上颌结节及下颌磨牙区的病变，舌腭侧比颊侧明显，其中以上颌磨牙腭侧最为严重。

5）增生组织可覆盖全部临床牙冠。坚韧的纤维性组织常引发牙齿移位和错𬌗畸形，一般不会引起疼痛。牙龈增生到部分覆盖磨牙的𬌗面时，可因咬伤而产生疼痛。

（3）辅助检查：组织学检查结果描述为"牙龈上皮增生，角化过度，钉突增长"，牙龈组织表现为高度分化，并有一些幼稚的成纤维细胞出现，增生主要是结缔组织基质的胶原纤维束增多、增厚所致。

【鉴别诊断要点】

遗传性牙龈纤维瘤病应与药物性牙龈增生相鉴别。药物性牙龈增生有服药史但无家族史，且增生一般局限于游离龈和龈乳头，常呈小球状突起于牙龈表面，形成假性牙周袋，盖住部分或全部牙面，但上皮附着水平通常保持恒定。增生严重时能使牙齿发生移位、扭转，以致牙列不齐。

【治疗原则与方法】

（1）治疗原则：口腔卫生宣教与指导，手术切除增生的牙龈，术后有效的菌斑控制及定期复查可延迟牙龈增生的复发。

（2）治疗方法：牙龈纤维瘤病的治疗以牙龈成形术为主，切除增生的牙龈并修整成形，以恢复牙龈的生理功能和外形。

6. 维生素 C 缺乏性龈炎（坏血病性龈炎）

【概述】

坏血病性龈炎（Scorbutic Gingivitis）与维生素 C 缺乏相关。除了营养不良者，维生素 C 缺乏性龈炎也可能发生于接受放疗、化疗的患儿。

【诊断要点】

（1）病史：患儿果汁过敏，或营养不良，或有放化疗史，无明显局部刺激因素的牙龈红肿，疼痛，自发性出血。

（2）临床表现

1）无局部致病因素的游离龈及龈乳头的炎症和肿胀可能为坏血病性龈炎的征兆，其累及范围一般局限于游离龈和龈乳头；

2）一般主诉为剧痛，可能出现明显自发性出血。

【治疗原则与方法】

（1）治疗原则：对因治疗，去除局部刺激因素，积极预防。

（2）治疗方法

1）改善饮食，补充维生素 C；

2）积极治疗全身系统性疾病；

3）洁治、刮治清除菌斑、牙石，并消除一切可能导致菌斑滞留的因素。

（二）儿童牙周病

牙周炎是发生于牙龈和深层牙周支持组织的炎症性疾病，其特点是牙周袋形成，支持牙槽骨破坏。儿童的牙槽骨丧失可以通过在𬌗翼片上比较牙槽骨和釉牙骨质界的高度而发现。牙槽突的高点距离釉牙骨质界的距离在 2~3mm 时提示可能存在骨丧失。若距离大于 3mm 则提示存在骨丧失。牙周探诊和𬌗翼片检查常用于临床确诊。

1. 侵袭性牙周炎

【概述】

侵袭性牙周炎（aggressive periodontitis，AgP）分为两类，即局限型侵袭性牙周炎（localized aggressive periodontitis，LAgP）和广泛型侵袭性牙周炎（generalized aggressive periodontitis，GAgP）。AgP 具有家族聚集性，其病因虽未完全明了，但某些特定微生物的感染及机体防御能力的缺陷可能是引起本病的两个主要因素。大量研究证明伴放线聚集杆菌是侵袭性牙周炎的主要致病菌，此外，AgP 的龈下优势菌还包括牙龈卟啉单胞菌、福赛坦菌、齿垢密螺旋体等牙周其他致病微生物。

【诊断要点】

（1）局限型侵袭性牙周炎

1）病史：发病始于青春期前后，女性多于男性，进展快速，早期出现牙齿松动和移位，出现局部附着丧失。

2）临床表现：①常见于第一恒磨牙和切牙区；②受累区域可见轻微的牙龈炎症，异常的探诊深度，快速的牙槽骨丧失，不同程度的菌斑堆积，牙周破坏程度与局部刺激物的量不成比例；③牙周袋袋壁有炎症和探诊出血，晚期可发生牙周脓肿。

3）辅助检查：全景片可观察到第一恒磨牙邻面有垂直型骨吸收，若近远中均有垂直型骨吸收则形成典型的"弧形吸收"，在切牙区多为水平型骨吸收。

（2）广泛型侵袭性牙周炎

1）病史：可发生于乳牙萌出过程中或萌出后不久，广泛的邻面附着丧失和牙槽骨吸收。

2）临床表现：①累及除切牙和第一恒磨牙以外的牙齿至少三颗；②可见广泛的邻面附着丧失，在活跃期牙龈有明显炎症；③牙周袋袋壁有炎症和探诊出血，晚期可发生牙周脓肿；④患儿有时伴有发热、淋巴结肿大等全身症状。

3）辅助检查：全景片可观察到有严重而快速的牙槽骨吸收。

在侵袭性牙周炎的诊断中还要注意排除一些明显的影响因素，如是否接受过不正规的正畸治疗，有无伴随 1 型糖尿病、HIV 感染等全身系统性疾病。

【治疗原则与方法】

（1）治疗原则：牙周序列治疗；单纯洁治、刮治效果不佳者，可采用抗生素联合治疗；积极预防。

（2）治疗方法

1）局部对症牙周基础治疗：洁治，牙周刮治等；

2）抗生素联合治疗：牙周缓释抗菌制剂，对于单纯洁治、刮治效果不佳，在深牙周袋内放置缓释的抗菌制剂如甲硝唑、米诺环素等可减少龈下菌斑的重新定植，减少复发；

3）口腔卫生宣教与指导，定期复查。

2. 反映全身疾病的牙周炎　反映全身疾病的牙周炎所涵盖的是一组以牙周炎为其突出表征之一的全身疾病，而不仅仅是受某些全身的影响而出现或加重的牙周病变。与系统性疾病相关的早期牙槽骨吸收可发生于儿童、青少年及成人。乳牙列的牙槽骨吸收较为少见，局部因素（如牙周炎、外伤、继发于龋坏的牙髓及根尖周感染）是引起早期牙槽骨吸收的主要因素。若发现无局部刺激因素的乳牙列牙槽骨破坏,应高度怀疑可能存在系统性疾病,如血液系统相关性疾病(如白血病等)和遗传相关性疾病(如低磷酸酯酶症、掌趾角化-牙周破坏综合征等)等,此类疾病可造成免疫系统和中性粒细胞的功能缺陷,增加患儿对于牙周炎的易感性,进一步引起牙槽骨吸收。

(1)白血病相关性龈炎和牙周炎

【概述】

白血病是血液的恶性肿瘤。白血病患儿骨髓腔内有增生异常的白细胞并进入外周血。急性白血病约占所有儿童恶性肿瘤的1/3,其中约80%是淋巴细胞性白血病。发病高峰期在2~5岁。虽然白血病的病因是未知的,但是它与电离辐射、某些化学物质、遗传因素有关。

【诊断要点】

1)病史:牙龈是白血病最易侵犯的组织,往往在白血病的早期出现牙龈肿胀,自发性出血倾向,出血难以止住,黏膜可见溃疡、假膜及坏死。患儿表现为易怒、嗜睡、持续发热、弥散的骨疼痛,且易有瘀伤。

2)口腔表现:①牙龈肿胀,可涉及龈乳头、边缘龈和附着龈,范围广泛,多为全口牙,严重者可覆盖整个牙面;②牙龈颜色苍白或暗红,质地松而脆弱,表面水肿光亮;③自发性出血倾向严重,出血难以止住,黏膜上可见瘀斑或出血点;④龈缘可见组织坏死、溃疡和假膜,可伴有疼痛。

3)辅助检查:外周血涂片显示贫血,血小板减少及大量幼稚白细胞。

【鉴别诊断要点】

白血病相关性龈炎和牙周炎应与坏死性溃疡性龈炎相鉴别。坏死性溃疡性龈炎常发生于青壮年,起病急,病程较短,以龈乳头和边缘龈的坏死为其特征性损害,尤以下颌前牙多见,患处牙龈极易出血,疼痛明显,有典型的腐败性口臭,重症者可伴有全身症状。组织病理学表现为牙龈的非特异性急性坏死性炎症,病变由表及里可分为坏死区,下方的结缔组织区,及慢性炎症浸润区。

【治疗原则与方法】

治疗原则:牙周处理以保守治疗为主,强调控制菌斑和口腔卫生;注意口腔治疗不可进行手术或活检等创伤性处理,避免出血和感染。

治疗方法:

1)在牙龈出血能够控制的基础上,可进行适当的龈上洁治;

2）局部使用 3% 过氧化氢液冲洗,涂布或含漱抗菌药物。

（2）低磷酸酯酶血症相关性龈炎和牙周炎

【概述】

低磷酸酯酶血症多为常染色体隐性遗传疾病,发病率为 1/10 万。其临床表现有很大的变异性,从严重的全身性骨骼形成不良,导致新生儿死亡;到仅表现为年轻上颌恒前牙过早脱落。按发病年龄低磷酸酯酶血症一般分为婴儿型、儿童型和成人型三型。

【诊断要点】

1）病史:低磷酸酯酶血症病史,患儿组织和血清中碱性磷酸酶水平低下,故尿中的磷酸乙醇胺水平升高,临床表现多样。

2）临床表现及辅助检查:①围生期型首发症状出现在宫内和出生后几天,影像学检查发现严重的骨骼形成不良,通常导致患儿死亡;②婴儿型为常染色体隐性遗传,6 个月前发病,患儿生长发育迟缓,骨骼为佝偻病表现,许多婴儿在婴儿期就已死亡;③儿童型为常染色体显性或隐性遗传,6 个月以后发病,症状较婴儿型较轻,主要口腔表现为乳牙早失,下颌前牙好发,其次是上颌前牙,磨牙较少受累,患儿也可有佝偻病症状或颅缝异常。全景片显示牙槽骨水平型吸收,主要在前牙区。牙本质钙化不良和髓腔扩大,牙根牙骨质形成不全或发育不良,无牙周膜形成,牙本质钙化不规则,表面存在深的吸收区。组织学检查发现牙根表面存在一层厚的菌斑,在吸收窝内有大量细菌。

【治疗原则与方法】

治疗原则:积极治疗全身系统性疾病;针对口腔状况行积极的局部治疗。

治疗方法:口腔卫生宣教与指导,菌斑控制;义齿修复早失乳牙。

（3）掌跖角化 - 牙周破坏综合征相关性龈炎和牙周炎

【概述】

掌跖角化 - 牙周破坏综合征,又称 Papillon-Lefèvre Syndrome,是一种较罕见的遗传性皮肤病,发病率为 1/10 万~4/10 万,为常染色体隐性遗传,无种族和性别差异,男女发病率相同,易发生于 1~4 岁儿童。

【诊断要点】

1）病史:典型的皮肤过度角化,严重的牙周破坏,部分伴发硬脑膜的钙化。

2）临床表现:①牙周损害早期炎症变化导致牙槽骨丧失和牙齿脱落。

5~6岁时乳牙相继脱落,恒牙正常萌出,但随着牙周支持组织的破坏,恒牙也相继脱落,一般只到15岁左右,除了第三磨牙外,其他牙齿几乎完全脱落而成无牙状态。牙周损害表现为深的牙周袋和严重炎症状态,溢脓和口臭明显。②皮肤损害肘部、膝盖、手掌和脚底局限性过度角化,可有鳞屑、皲裂、多汗和臭汗等。

3)辅助检查:①微生物检测牙周主要菌群与慢性牙周炎相似,但在根尖部的牙周袋内可检测到大量螺旋体聚集;②病理学与牙周炎一致,但根部牙骨质发育不良。

【治疗原则与方法】

1)治疗原则:掌跖角化-牙周破坏综合征的临床症状较难控制,常规的治疗方法效果较差。基本治疗原则是关键时间内拔除一切患牙,减少或破坏致病菌生存的一切环境,防止新病变发生。

2)治疗方法:积极治疗牙周病,包括口服抗菌药物、临床刮治,甚至全口拔牙也是一种常用的选择。

(4)朗格汉斯细胞组织细胞增生症相关性龈炎和牙周炎。

【概述】

朗格汉斯细胞组织细胞增生症(Langerhans cell histocytoisis, LCH),是一组由朗格汉斯细胞克隆性增生造成的疾病,可发生于任何年龄,任何器官,最常累及骨。主要好发于儿童和青少年,发病率约为3/100万。发生于口腔颌面部的LCH与全身其他部分的LCH一样,是一种明显异质性的疾病,包括从良性单灶性至高度恶性的多系统多灶性病损。

【诊断要点】

1)病史:1~4岁是发病高峰期,首发部位可以是颌面部软组织、上下颌骨及淋巴结。

2)临床表现:①在口腔内表现为牙龈糜烂、红肿、出血,牙根暴露,牙齿松动甚至脱落;②发育不同时期的牙齿由于牙槽骨破坏而早萌于口腔。

3)辅助检查:①全景片显示牙槽骨或颌骨内有单发或多发的边缘不规则的溶骨性缺损,不同发育期的牙齿悬浮在病灶中成为"浮牙";②组织病理学检查,镜下可见大量的组织细胞浸润,病损细胞中有具有诊断意义的Birbeck颗粒。

【治疗原则与方法】

1)治疗原则:积极治疗全身性疾病;牙周序列治疗。

2）治疗方法：①局部和孤立的下颌骨病灶行外科刮除有较好的效果；②若病变区骨缺损较大，可以考虑骨移植，减少病理性骨折的风险，促进骨再生；③牙周治疗包括洁治，根面刮治和平整，定期复查，以及口腔卫生宣教和指导。

（张　琼）

（三）儿童常见口腔黏膜病

1. 急性假膜型念珠菌口炎

【概述】

婴幼儿口腔黏膜因白色念珠菌感染可致念珠菌性口炎，主要为急性假膜型念珠菌口炎（acute pseudo-membranous candidiasis），损害的临床表现为凝乳状的假膜，又称"鹅口疮"或"雪口"。新生儿和 6 个月以内的婴儿最易患此病，分娩是使新生儿受感染的重要环节。乳头或哺乳用具等感染白色念珠菌时，也常致婴儿的口腔黏膜发生感染。

【诊断要点】

（1）临床表现

1）婴幼儿多表现为假膜型，感染好发于唇、舌、颊、软腭与硬腭等黏膜，若不及时治疗，任其扩展，假膜可蔓延至咽喉部。

2）受损黏膜最初充血、水肿，随后表面出现散在的凝乳状斑点，并逐渐扩大而相互融合，形成色白微凸的片状假膜。假膜与黏膜粘连，若强行剥离假膜，则露出黏膜的出血创面。

3）患儿全身反应多不明显，部分婴儿可稍有体温升高、拒食与啼哭不安等症状。

（2）涂片检查：取少许假膜置于载玻片上加 1 滴 10% 氢氧化钾，镜下观察见细菌菌丝及孢子即可确诊。

【治疗原则与方法】

（1）治疗原则：抑制念珠菌生长繁殖，消除感染源。

（2）治疗方法

1）碱性药物或抗真菌抗生素局部擦洗患儿口腔，如 1%~2% 碳酸氢钠溶液、0.05% 甲紫溶液；重症患儿可口服克霉唑。

2）注意口腔卫生及食具的消毒，母乳喂养者应用碳酸氢钠溶液清洗乳头，及时换洗内衣。

2. 疱疹性口炎

【概述】

疱疹性口炎（herpetic stomatitis）是单纯疱疹病毒感染引起的急性感染性炎症，多发于 6 岁前的儿童，特别是在出生后 6 个月至 3 岁的婴幼儿更为多见。单纯疱疹病毒分为Ⅰ型和Ⅱ型（HSV-Ⅰ和 HSV-Ⅱ），Ⅰ型感染主要引起口腔周围与颜面部皮肤等部位的疱疹；Ⅱ型感染主要引起生殖器、子宫颈及其邻近部位的皮肤的疱疹，有时在口腔中也可分离出Ⅱ型病毒。

【诊断要点】

（1）病史：常有疱疹接触史，潜伏期为 4~7 天，儿童发病多急骤。

（2）临床表现

1）口腔症状：可发生于口腔黏膜角化程度不等的任何部位，如唇、颊、舌、牙龈与上腭等处。初期为部分黏膜充血、水肿、平伏而不隆起或界限清楚的红斑。随后出现成簇的圆形小水疱，疱壁容易破裂，形成溃疡。溃疡愈合后不留瘢痕。患儿常伴有急性龈炎，舌背有明显的舌苔。

2）皮肤损害：唇、口角、鼻、颌等区域可出现瘙痒、灼热与肿胀感，进而形成水疱，疱壁可结成黄色痂皮。痂皮脱落后可留有暂时性浅黑色素沉着，无继发性感染者不会留有瘢痕。

3）全身症状：出现唾液增多而流涎、拒食、烦躁不安、发热，且有时发生高热、颌下淋巴结肿大、牙痛、咽喉部轻度疼痛等前驱症状。全身症状往往在出现口腔损害后逐渐消退。

【鉴别诊断要点】

疱疹性口炎需与疱疹性咽峡炎、手-足-口病相鉴别。

（1）疱疹性咽峡炎：临床表现和急性疱疹性龈口炎相似，但前驱期症状和全身反应都较轻，病损的分布只限于口腔后部，如软腭、悬雍垂、扁桃体等口咽部，少发于口腔前部，牙龈不受损害。

（2）手-足-口病：托幼单位群体发病，患儿多为 3 岁以下幼儿，前驱症状为低热、困倦、淋巴结肿大，口腔和咽喉部疼痛，皮疹多在第 2 天出现，手、足、口部位突然发疹起疱，皮肤的水疱不破溃，全身症状较轻。发病初期（1~3 天）采集咽拭子、疱液或粪便标本可分离出病毒，疱液中分离病毒诊断最为准确。

【治疗原则与方法】

（1）治疗原则：局部消炎防腐止痛，全身对症和支持疗法，积极预防。

（2）治疗方法

1）消炎防腐止痛剂局部涂布或撒敷，年龄较大的儿童可用含漱法。皮肤损害的治疗以保持洁净、防止感染、促使干燥结痂为主。若疱疹已破裂，且范围比较广泛时应采用湿敷。

2）保证患儿充分休息及营养，并给予大量维生素 B、维生素 C 以及有营养价值且易消化饮食，进食困难者可静脉输液。体温升高者给退热剂，必要时可考虑补液。防止继发感染。

3）隔离患儿，暴晒衣服被褥，消毒食具、玩具，房间经良好通风换气后用陈醋蒸熏以及集体服板蓝根汤。

3. 创伤性溃疡

（1）Riga-Fede 病

【概述】

Riga-Fede 病（Riga-Fede disease）专指发生于儿童舌腹的创伤性溃疡。主要有两种原因，一是最新萌出的下颌乳中切牙的锐利边缘不断与舌系带摩擦而发生溃疡；另一个原因是舌系带过短，且偏近舌尖，或下颌乳中切牙早萌，即使是正常的吮乳动作也可发生此病。

【诊断要点】

1）病史：患儿口腔内可见新萌出的下颌乳中切牙边缘锐利或萌出过早；某些患儿可见舌系带过短。

2）临床表现：①损害常位于舌系带中央的两侧，类似希腊字母的 φ 形，左右对称；②局部起始为充血、糜烂，随后形成溃疡。由于常受摩擦刺激，溃疡面可扩大；③病程长者，可形成肉芽肿，甚至局部发生质硬、颜色苍白的纤维瘤，影响舌的运动。

【治疗原则与方法】

1）治疗原则：尽快去除刺激因素，局部消炎防腐。

2）治疗方法：①锐利的牙齿边缘应该进行磨改。损害明显者可适当改变喂养方式，尽量减少吮吸动作，促进溃疡愈合。舌系带过短者，在溃疡治愈后应做修整手术，以免复发；②局部涂布 1% 甲紫或亚甲蓝，忌用腐蚀性药物。

（2）Bednar 溃疡

【概述】

婴儿上腭黏膜较薄，常因吸吮拇指、橡胶乳头或玩具等摩擦，或在护理婴儿口腔时用纱布擦洗不当,造成上腭黏膜损伤,称为 Bednar 溃疡(Bednar aphthae)。

【诊断要点】

Bednar 溃疡为上腭黏膜浅在性溃疡,常呈圆形或椭圆形,且左右对称。

【治疗原则】

问明病史,去除刺激因素,局部涂布消毒防腐类药物,促使损害愈合。

（3）创伤性溃疡

【概述】

乳牙残冠、残根以及慢性根尖周炎而根尖外露等刺激,持续损伤相对应的黏膜,可形成局部溃疡,称为创伤性溃疡(traumatic ulcer)。或在口腔注射局部麻醉药物后,患儿用牙咬麻木部位的黏膜造成损伤,形成糜烂、溃疡。

【诊断要点】

1）病史:口腔内可见乳牙残冠、残根或慢性根尖周炎引起的根尖外露或行局部麻醉后等。

2）临床表现:①早期损害色鲜红,糜烂状,逐渐发展成溃疡,且有渗出液,周围显示程度不等的红晕;②陈旧性损害呈紫红或暗红色,中央凹陷,溃疡底部可有灰白色或黄白色膜状物;③长期未治疗者,边缘呈不均匀隆起,基底稍硬;④损害形态多与创伤因子契合。

【治疗原则与方法】

1）治疗原则:去除诱发因素,局部应用消毒、抗感染药物。

2）治疗方法:①由儿童乳牙残冠、残根以及慢性根尖周炎引起者,应及时拔除患牙。对需要应用局部麻醉进行治疗的患儿,应在治疗后向家长及患儿交代勿在麻木感未消失前进食,勿咬麻木侧的黏膜。②局部麻药注射后的咬伤,应局部应用消炎、抗感染药物,注意保持口腔清洁,避免溃疡的进一步扩大和感染。

4. 儿童常见唇舌疾病

（1）地图舌

【概述】

地图舌(geographic tongue)又称地图样舌,是一种浅表性、非感染性的舌部炎症。因其表现类似地图样标示的蜿蜒国界,故名地图舌。其病损的形态和位置多变,又被称为游走性舌炎。其确切病因尚不明了,可能与遗传、免疫因素、微量元素及维生素缺乏有关。任何年龄都有可能发病,但多见于幼儿期和少儿期,随年龄增长有可能自行消失。

【诊断要点】

1）病史:患儿一般无明显自觉症状,局部无痛,可有灼热感、轻度瘙痒或对刺激性食物稍敏感。

2）临床表现:①地图舌好发于舌背、舌尖、舌缘部。②病损部位由周边区和中央区组成。中央区表现为丝状乳头萎缩微凹,黏膜充血发红、表面光滑的剥脱样红斑。周边区表现为丝状乳头增殖而形成的白色或黄白色的弧形边界,微微隆起,与周围正常黏膜形成明晰的分界。多个红斑扩大、融合,损害区呈边缘清楚的地图状。③可不断地变动病损形态和部位,故有游走性。损害区移动位置后,原部位能自行愈合。

【治疗原则与方法】

1）分析有关的发病因素,尽可能地去除这些因素的影响,尽量避免食用热、辣、酸及干咸坚果等食物。

2）注意口腔卫生,适当给予消毒防腐剂含漱、清洗。症状明显时可用0.05% 氯己定溶液含漱,1% 金霉素甘油等涂布患处。

（2）口角炎

【概述】

口角炎（angular cheilitis）发生于上下唇两侧联合处口角区的炎症,好发于儿童,特点为口角区皮肤对称性的潮红、脱屑、糜烂及皲裂。创伤、感染、变态反应及维生素 B$_2$（核黄素）缺乏是其可能的致病因素。

【诊断要点】

1）病史:患儿可有口角局部创伤史;或口角区细菌、白色念珠菌等感染;或为过敏体质者,有接触变应原或毒性物质史;或由于食物摄入量不足、消化不良导致机体维生素 B$_2$ 缺乏等。

2）临床表现:①主要为对称性的口角区皮肤潮红、脱屑,形成糜烂面,发生皲裂。局部皮肤因口角溢出唾液的浸湿而呈苍白色,其周围为范围不等的轻度皮炎;②皲裂的渗出液可结成淡黄色痂,张口可导致痂裂出血、疼痛,影响患儿的说话与进食,口唇的活动又延缓损害的愈合;③一般口角炎为双侧性,但因咬手指、铅笔、钢笔或其他异物摩擦唇角所致的口角炎则为单侧性。

【治疗原则与方法】

1）对因治疗:如缺乏维生素 B$_2$ 引起者,应补充维生素 B$_2$;接触变应原引

起者,应去除过敏原;

2）消炎防腐类溶液局部清洗,无渗出时可涂含有抗生素或激素的软膏。

（3）慢性唇炎

【概述】

慢性唇炎（chronic cheilitis）又称慢性非特异性唇炎,是一种病程迁延、反复发作、不能归为各种有特殊病因或病理变化的唇部炎症。其病因不明,可能与温度或化学、机械性因素或长期持续性刺激有关,如气候干燥、风吹、身处高原寒冷地区,喜欢舔唇或咬唇等不良习惯等。

【诊断要点】

1）病史:病程反复,时轻时重,寒冷、干燥季节多发。

2）临床表现:①下唇唇红部好发,以干燥脱屑、发痒灼痛、渗出结痂为主要临床表现;②患处干胀、痒疼;③患儿经常舔唇或咬唇,有时可引起皲裂,可见血痂形成于唇红部,反复感染可有脓痂。

【治疗原则与方法】

1）消除刺激因素,如改变咬唇、舔唇的不良习惯,避免风吹、寒冷刺激,保持唇部湿润等;

2）对症治疗:干燥脱屑者可涂布抗生素软膏,有皲裂、渗出时,可用0.02%~0.2% 氯己定溶液湿敷于唇部。

第三节　儿童牙病的治疗技术操作常规

一、儿童龋病预防技术

（一）菌斑控制

1. 菌斑显示

【概述】

菌斑是无色、柔软的物质,肉眼不易辨认,通过菌斑显示可使其显现,可让患儿及家长直观了解龋病和牙周组织疾病的病因,从而加强口腔健康教育。

【操作步骤】

　　常用菌斑显示剂有樱桃红和碱性品红等制成的溶液或片剂,目前已出现由纯植物成分制成的显示液。

　　(1)溶液的使用方法:①将蘸有菌斑显示液的小棉球轻轻涂布于全口牙的颊舌面及邻间隙处,清水漱口后,牙面上的菌斑即可着色;②将菌斑显示液滴在患儿舌尖数滴,让其用舌尖舔各个牙面,然后漱口,菌斑即可被显示;③将适量菌斑显示液含入口内,紧闭嘴唇,上下颌牙稍微张开,使液体通过牙间隙区轻轻加压,然后鼓动两颊及唇部,同时运动舌,使溶液能在口腔内充分地接触牙面与牙间隙区,然后吐出,菌斑即可被显示。

　　(2)片剂的使用方法:将片剂嚼碎,用舌尖将碎片舔于牙齿各面,清水漱口后菌斑即可被显示。

【注意事项】

　　(1)有些儿童可能会对显示剂中的某些成分发生过敏反应,故使用前要仔细询问过敏史;

　　(2)让孩子漱口时尽量避免吞咽。

　　2.机械法菌斑控制

　　(1)刷牙

【概述】

　　刷牙是每个人常规的自我口腔保健措施,是机械性去除菌斑和软垢最常用的有效方法,设计合理的牙刷和正确的刷牙方法能有效地清除菌斑。刷牙的方法较多,儿童自然情况下最倾向采取的刷牙方法是水平颤动拂刷法。

【操作步骤】

　　水平颤动拂刷法具体操作步骤详见《口腔预防医学》(第6版),这里不做赘述。

【注意事项】

　　1)不论应用何种刷牙方法,都应避免刷牙用力过大;

　　2)提倡每天至少刷牙2次,晚上睡前刷牙尤为重要;

　　3)6岁以下的儿童应该由父母监督刷牙,注重刷牙的质量;

　　4)儿童刷牙使用牙膏时,应该避免儿童吞咽牙膏,尤其是含氟牙膏;

　　5)儿童推荐使用刷毛末端圆钝、软毛的小头牙刷,尽量选用适合其年龄的阶段牙刷,牙刷柄应能够引起孩子的兴趣并适合儿童握持;

6）应定期更换牙刷，一般是 3 个月更换一次牙刷。有些儿童刷牙时喜欢咬牙刷玩，牙刷的磨损会加快，更换牙刷的频率也应相应改变。

（2）牙线：使用牙线有助于邻面间隙或龈乳头处的清洁。孩子开始使用牙线时，需不断练习，增加熟练程度和提高效果。推荐使用带持线柄的牙线，方便操作。无法自行操作的儿童可在家长的帮助下进行。

（3）预防性清洁术

【概述】

由于个人清除牙菌斑的能力和效果有限，牙齿的有些部位难以清洁干净。预防性清洁术就是口腔专业人员用口腔器械帮助患儿彻底清除牙菌斑的措施，可与口腔健康教育、定期口腔检查及其他预防措施同时进行。

【操作步骤】

1）调节体位及光源；

2）椅旁助理准备好清洁器械和材料，做好孩子的心理安抚工作和吸唾准备；

3）用特制的牙齿邻面清洁器或牙线先清除牙邻面菌斑；

4）使用抛光杯/橡皮杯或小毛刷蘸取适量牙膏或抛光膏，慢速去除牙冠表面的软垢、菌斑和色素沉着；

5）根据孩子不同的年龄特点，全口可分区洁治。

【注意事项】

1）实施预防性清洁术应注意对患儿口腔软硬组织的保护；

2）注意勿遗漏牙面。

（4）龈上洁治术

【概述】

龈上洁治术是使用龈上洁治器械去除龈上牙石和菌斑并抛光牙面，属于专业人员进行操作的非手术治疗范畴。分为手用器械洁治法和超声波洁牙机洁治法。

【适应证】

1）龈炎或牙周炎患儿；

2）口腔内其他治疗前的准备：如正畸治疗前和期间先做洁治术，消除原有的龈炎，并预防正畸过程中发生龈炎。

【操作步骤】

1）术前准备：调节体位及光源，椅旁助理准备好清洁器械和材料，做好孩子的心理安抚工作和吸唾准备,0.1% 氯己定溶液含漱至少 1 分钟。

2）全口分区洁治:①手用器械洁治:先镰形,后锄形,洁治时采用改良握笔式、联合支点,工作头前部的刃口约 1~2mm 应放在牙石的根方且紧贴牙面,刀刃与牙面呈 80° 角左右,向𬌗面方向用力将牙石整块从牙面刮下,避免层层刮削。洁治动作以垂直、水平或斜向等方向拉推进行,每刮一下应与前一动作有重叠,以免遗漏。②超声波洁治:调节合适功率,采用握笔式,将工作头的前端部分轻轻与牙面平行或 <15° 角接触牙石的下方来回移动,利用超声振动击碎并振落牙石。

3）清水冲洗术区,检查洁治效果。

4）抛光牙面。

5）3% 过氧化氢溶液和 0.9% 生理盐水交替冲洗,拭干。

6）2% 碘甘油涂布。

【注意事项】

1）洁治时应放稳支点,正确握持器械,在洁治用力的过程中始终保持力的稳定,防止器械突然滑脱而损伤牙龈或口腔黏膜;

2）实施超声龈上洁治术时,应选用合适的功率,避免将工作头停留在一点上振动,造成牙齿表面的损伤;

3）对于有肝炎、肺结核、艾滋病等传染性疾病者也不宜使用超声洁牙,以免血液和病原菌随喷雾而污染诊室空气;

4）血液系统疾病患儿需由专科医师会诊排除禁忌;

5）置有心脏起搏器的患儿因根据具体情况选择合适的龈上洁治器械。

（5）电动冲牙器

【概述】

电动冲牙器借助带有一定压力的脉冲水流,帮助去除牙间隙部位的食物残渣和软垢,如增大的邻间隙、正畸患儿的弓丝与托槽间隙等。

【操作步骤】

1）检查冲牙器是否电量充足;

2）给冲牙器水箱注水;

3）选择合适的喷嘴;

4）选择合适的冲洗模式;

5）将喷嘴按照正确的姿势对准牙齿、牙间隙或牙龈,保证水流垂直于冲洗部位,然后按动开关进行牙齿的清洗。

【注意事项】

1）冲牙器不要对着眼睛等部位；

2）年幼儿童需在家长监督下使用；

3）不要使用刺激性液体,使用清水即可。

3. 化学法菌斑控制

【概述】

化学制剂必须依靠一些载体,如含漱剂、牙膏、口香糖、缓释装置等才能被传递到牙周局部,起到控制菌斑的作用。下面主要介绍抗菌含漱液的操作常规。

【适应证】

（1）不能或是不愿意采用有效的机械法去除菌斑的患儿；

（2）某些患口腔疾病（如牙周炎）或其他系统性疾病（如免疫系统受损）的患儿,在常规机械性控制菌斑的基础下,需配合化学制剂的使用来维持正常的口腔状态；

（3）口腔各种外科手术后的患儿。

【禁忌证】

吞咽功能尚未完全形成或不完善的儿童。

【操作步骤】

将少量漱口液在口内含漱（5~10ml）,使漱口水能充分接触牙面及牙间隙区,去除滞留在口腔内的碎屑和食物残渣,然后将漱口水吐出。对于有特殊口腔护理需要的儿童,可由他人用小棉签或牙刷蘸化学抗菌剂擦洗牙面和口腔,每天 2~3 次。

【注意事项】

（1）应根据情况,选用合适的抗菌含漱液；

（2）尽管化学抗菌含漱液能一定程度地控制菌斑,但只能作为辅助性措施,在机械清除菌斑和牙石的基础上,必要时再辅以抗菌含漱液；

（3）应注意某些抗菌含漱液可能存在的副作用。

4. 特殊儿童的菌斑控制　生理功能、解剖结构、心理和精神状态异常或丧失,部分或全部丧失日常生活自理、学习和社会适应能力的儿童,属于特殊卫生保健需求个体,是口腔疾病的高危人群,由于他们缺乏自我口腔保健能力,口腔健康维护就更需要亲属、护理人员的帮助,需要家庭、医疗机构、社会的共同配合和努力。

（1）根据儿童的情况，选择合适的体位和姿势刷牙，选择改装牙刷柄，使其容易握持；

（2）使用牙线来清洁牙的邻面，或由帮助者协助使用；

（3）电动牙刷的使用可减轻儿童刷牙时的疲劳；

（4）使用电动冲牙器可清洁滞留于口腔内的食物碎屑；

（5）适当应用氟化物，如使用含氟牙膏刷牙，含氟漱口水漱口；

（6）由专业人员定期使用局部涂氟措施，如含氟涂料、含氟凝胶与含氟泡沫等；

（7）尽早进行窝沟封闭；

（8）严格限制糖与甜食的摄取；

（9）定期进行口腔检查，进行口腔健康管理。

（邹 静 蒙明梅）

（二）窝沟封闭术

【概述】

窝沟封闭术又称点隙裂沟封闭术，指在牙齿的殆面、颊面或舌面的点隙裂沟处涂布一层粘接性树脂或玻璃离子为基质的封闭剂，保护牙齿不受细菌及代谢产物侵蚀，达到预防龋病发生的一种方法。

【材料选择】

以树脂或玻璃离子为基质的窝沟封闭剂。

【适应证】

1. 深的窝沟，特别是可以插入或卡住探针的牙（包括可疑龋）；

2. 有患龋倾向或对侧同名牙患龋的新萌牙。

【禁忌证】

1. 窝沟处已有龋坏；

2. 殆面已有较大充填物；

3. 患者不能配合正常操作。

【操作步骤】

1. 清洁牙面　在低速手机上装上小毛刷或橡皮杯，蘸上适量清洁剂来回刷洗牙面（也可采用干刷）。清洁剂可以用不含氟的牙膏，要注意不使用含有油质的清洁剂或过细磨料。彻底冲洗牙面清除窝沟中残余的清洁剂。

2. 酸蚀　清洁牙面后即用棉卷隔湿，将牙面吹干，将酸蚀剂涂布在要封闭的牙面上。酸蚀剂可为磷酸溶液或含磷酸的凝胶,酸蚀面积应为接受封闭的范围,一般为牙尖斜面2/3。恒牙酸蚀的时间一般为20~30秒,乳牙酸蚀40~60秒。注意酸蚀过程中不要擦拭酸蚀牙面,因为这会破坏被酸蚀的牙釉面,降低粘接力。放置酸蚀剂时要注意酸的用量适当,不要溢出到口腔软组织,还应注意避免产生气泡。

3. 冲洗和干燥 酸蚀后用水彻底冲洗,通常用水枪加压冲洗牙面10~15秒,边冲洗边用吸唾器吸干,去除釉质表面的酸蚀剂和反应产物。如用含磷酸的凝胶酸蚀,冲洗时间应加倍。冲洗后立即交换干棉卷隔湿,随后用无油无水的压缩空气吹干牙面约15秒,也可采用挥发性强的溶剂如无水乙醇、乙醚辅助干燥。

酸蚀牙面干燥后呈白色雾状外观,如果酸蚀后的釉质没有这种现象,应重复酸蚀。操作中要确保酸蚀牙面不被唾液污染,如果发生唾液污染,则应再冲洗牙面,彻底干燥后重复酸蚀步骤。

4. 涂布封闭剂 用细刷笔、小海绵或专用供应器,将封闭材料涂布在酸蚀牙面上。注意使封闭剂渗入窝沟,使窝沟内的空气排出,并放置适量的封闭材料以覆盖牙面全部酸蚀面。在不影响咬合的情况下尽可能有一定的厚度,如果太薄会缺乏足够的抗压强度,容易被咬碎。

5. 固化 光固化封闭剂涂布后,立即用可见光源照射。照射距离约离牙尖1mm,照射时间要根据采用的产品类型与可见光源性能决定,一般为20~40秒。照射的部位要大于封闭剂涂布的部位。

6. 检查 封闭剂固化后,应进行全面检查。了解固化程度、粘接情况、有无气泡存在,如有遗漏或存在未封闭的窝沟应重新封闭。观察有无过多封闭材料和是否需要去除,如发现问题应及时处理。如果使用的是不含填料的封闭剂可不调殆,但若使用的是含有填料的封闭剂,又咬合过高,应进行调磨。

窝沟封闭术后还应定期(3个月、6个月或1年后)复查,观察封闭剂保留情况,若有封闭剂脱落应重新评估是否需要再次封闭。

【注意事项】

1. 牙面自洁作用好、没有深的窝沟,以及牙面有部分龈瓣覆盖是窝沟封闭的非适应证;

2. 窝沟封闭常用于儿童,为保证封闭效果,在操作中应取得患儿的配合;

3. 牙面酸蚀干燥后不能被唾液污染、不能被三用枪中的水或气污染;

4. 窝沟封闭涂布的范围应包括所有的发育沟和点隙,尤其注意不能遗漏较深的上颌腭沟与下颌颊沟。

（三）氟化物的临床应用

氟是人体健康所必需的微量元素,分布于人体血液、唾液、骨以及牙齿等部位。口腔内的氟可抑制釉质脱矿并促进其再矿化、影响致龋菌的生存和代谢。因此,氟化物的应用在龋病的预防中占有重要地位。临床应用的含氟制剂以含氟涂料、氟化泡沫为主,使用前应详细询问患儿是否有高氟地区生活史及平日用氟情况（如是否常规使用含氟牙膏、是否在校接受集体涂氟）,结合其患龋风险,综合考虑临床用氟量和周期,以免氟摄入过多。一般说来,高龋风险儿童至少应每3个月接受一次专业的氟化物治疗。

（李　雪）

二、乳牙龋病治疗技术

（一）药物治疗

【概述】

龋病的药物治疗是指采用合适的药物终止龋病进展或促进早期脱矿牙体组织再矿化,其操作简单,患儿易于接受。

【适应证】

1. 高龋风险患儿;

2. 局限在釉质的早期龋坏、白垩斑,未形成牙体缺损或缺损较表浅;

3. 釉质大片剥脱不易形成固位洞形;

4. 静止龋,致龋环境消失,龋坏部位易被清洁者;

5. 对于龋坏已成洞的牙体组织,因经济、技术条件或患儿极不合作而无法实施修复治疗者。

【禁忌证】

1. 药物过敏的患儿;

2. 龋坏范围较大,已影响咬合和咀嚼功能;

3. 进行性龋坏,特别是位于邻面的潜行性龋,难以自洁。

【常用药物】

1. 含氟制剂　如含氟凝胶、氟化泡沫、含氟涂料等;

2. 再矿化液　分单组分（主要为氟盐）及复合组分（氟盐、钙盐、磷酸盐等）；

3. 含银制剂 硝酸银液、氨硝酸银液、氟化氨银等；

4. 酪蛋白磷酸多肽 - 无定形磷酸钙（CPP-ACP）制剂。

【操作步骤】

1. 龋病的药物治疗一般为无创操作，但必要时可磨除较浅的龋坏组织及尖锐边缘、无基釉，以终止龋坏进展，形成自洁区；

2. 彻底清洁牙面；

3. 隔湿，干燥牙面；

4. 按照不同药物使用说明进行，一般用小毛刷涂布药物（含氟凝胶／泡沫需使用一次性聚乙烯托盘），涂药为保证有足够的时间浸润牙面，应反复涂擦 2~3 分钟，1~2 次／周，3 周为 1 个疗程（具体视用药而定）。切忌浸药过多，以免引起误吞或黏膜损伤。

【注意事项】

1. 使用氟化物应根据患儿年龄严格掌控用量，避免氟摄入过多；

2. 涂布含氟药物前应避免使用含碳酸钙的清洁剂清洁牙面，以免碳酸钙与氟离子结合形成氟化钙影响药物作用；

3. 硝酸银、氟化氨银可使牙面变黑，使用前需得到患儿看护人的同意；

4. 术区隔离非常重要，应防止唾液污染及误吞，同时避免硝酸银和氟化氨银腐蚀性损伤牙龈和唇、颊黏膜；

5. 叮嘱患儿家长术后 30 分钟内不应漱口或进食（医嘱视具体用药而定）。

（二）充填治疗

【概述】

对于龋坏已致明显牙体缺损的患牙，充填治疗是临床最常规的治疗手段。通过机械性或化学性去腐，口腔科材料充填，恢复乳牙牙体外形和功能，以利乳恒牙正常替换和颌面部生长发育。同时，修复后美观的乳牙列也有助于孩子的心理健康。

由于毒性和美观性原因，银汞合金现已少用于儿童口腔临床。

1. 玻璃离子水门汀充填修复

【概述】

玻璃离子水门汀与牙齿为化学粘接，热膨胀系数与牙体组织相近，具有较好的边缘封闭性。玻璃离子对牙髓刺激性较小，且具有释氟性和抗菌效应，较其他材料更能有效抑制继发龋。临床中，其隔湿要求不如树脂材料高，因而具有较好的适用性。美中不足的是,玻璃离子的耐磨和抗压性能较差,作为后牙充填材料时容易折断和磨损,而且抛光性欠佳。

【适应证】

（1）乳牙各类洞形,恒牙的Ⅲ类洞和Ⅴ类洞;

（2）隔湿条件欠佳,如靠近龈缘的龋坏、尚未完全萌出恒牙的龋坏;

（3）高龋风险患儿,或无法配合的患儿,以及用于等待牙病综合治疗患儿的过渡性充填。

【禁忌证】

（1）材料过敏的患儿;

（2）残冠、残根、牙体缺损过大,无法获得良好的固位。

【操作步骤】

（1）中深龋建议在阿替卡因/甲哌卡因局部浸润麻醉下操作。

（2）窝洞预备:基本原则同恒牙的窝洞预备,但应考虑患儿的患龋风险、乳牙牙体解剖特点,以及不同修复材料对洞形的要求。在去除全部龋坏组织和无基釉后,完成窝洞的预备,窝洞应具有一定的抗力形与固位形。之后进行充分冲洗,清除残屑,吹干洞壁。

（3）窝洞的护髓和垫底:乳牙釉质和牙本质均较薄,凡深达牙本质中层以上的窝洞均应护髓后,再行充填。在近髓的窝洞,可使用硬质氢氧化钙制剂护髓。由于磷酸锌粘固粉中的游离磷酸对牙髓有刺激,应尽量避免使用。

（4）窝洞充填:取适量调拌好的玻璃离子水门汀充填窝洞,恢复牙体外形,调𬌗。儿童乳牙牙体缺损修复操作基本同恒牙,但在修复邻面时应考虑到乳牙列生理间隙的存在,不必勉强恢复接触点。

（5）完成外形修整和调𬌗后,应于玻璃离子表面涂布一层防水制剂,常用为凡士林。

【注意事项】

（1）玻璃离子水门汀的充填和外形修整应在工作时间内完成,而工作时间与调拌时的粉液比有关;

（2）玻璃离子水门汀为亲水性材料,固化初期如吸入水分将导致其溶解性增加、强度下降。因此在充填操作时应注意隔湿,充填完成后涂布防水剂;

（3）玻璃离子初步固化时间为2~6分钟,24小时后才能基本固化,因此若需调𬌗理论上应在24小时后进行。

2. 复合树脂充填修复

【概述】

复合树脂材料是树脂基复合材料中最常用的一类,按操作性能可分为流动性树脂和可压实树脂。流动性树脂无机填料较少,具有较大的流动性,可进入较小窝洞内,固化后柔韧性较好,聚合收缩小;可压实树脂无机填料较多,可塑性强,固化后抗压性能较好。灵活选择合适的树脂材料是成功修复的关键。

【适应证】

乳牙和恒牙的各类洞形。

【禁忌证】

(1)材料过敏的患儿;

(2)无法保证隔湿的情况下;

(3)牙体缺损大,无法提供足够粘接面积。

【操作步骤】

(1)~(3)同玻璃离子水门汀充填修复。为减少树脂固化收缩造成的微渗漏,制备洞形时应注意使所有线角圆钝,适当在洞缘作釉质斜面以增加粘接面积。在制备Ⅰ类、Ⅱ类洞时,以去除龋坏及无基釉为原则,不需再作倒凹加强固位。制备Ⅲ类、Ⅳ类洞时,可在唇、舌面洞缘作斜面。但在制备Ⅳ类洞时,斜面不能到达切端处,因此处直接承担咬合压力,不宜过薄。

(4)涂布粘接剂:蘸取适量粘接剂涂布至窝洞各面,轻吹使粘接剂铺匀、溶剂挥发。光固化粘接剂。若选用全酸蚀粘接系统则应先酸蚀窝洞。

(5)比色选取与患牙颜色最接近的树脂,分层充填、修整外形并光固化,直至整个窝洞充填完毕。理论上第一层树脂的厚度应在1mm以内,其余每层不超过2mm。

(6)调𬌗,抛光。

【注意事项】

(1)树脂材料对隔湿要求高,唾液、龈沟液、患儿呼气中的水分都有可能影响粘接效果,因此提倡在橡皮障下进行操作;

(2)由于乳牙釉质厚度大约只有恒牙的一半,因此粘接效果较恒牙差,备洞时仍需考虑洞形的机械固位;

(3)涉及邻面修复时应考虑到乳牙列生理间隙的存在,不必勉强恢复接触点;

（4）使用光固化灯时应注意保护患儿和术者的眼睛,避免直视灯光,并使用防护装置。

3. 聚合体充填修复

【概述】

聚合体即聚酸改性复合树脂,是复合树脂和玻璃离子水门汀的交叉产物,在保留了玻璃离子释氟性和良好边缘封闭性等优势的基础上,通过添加无机填料增强了充填体的强度,同时还有着树脂材料的美观。其各项性能介于玻璃离子和树脂之间。

【适应证】

中等龋风险以上患儿的各类洞形的修复。

【禁忌证】

（1）材料过敏的患儿;

（2）隔湿欠佳的情况。

【操作步骤】

聚合体对牙齿粘接性弱于玻璃离子,故需搭配粘接剂使用。聚合体以光固化体系常见,操作步骤可参考复合树脂充填修复。

（邹　静　陈延迪）

（三）乳前牙牙体缺损的树脂冠套修复术

乳前牙树脂冠套,又称为透明成形冠套,是一种预成的、近乎于天然乳牙外形的、辅助修复乳前牙牙体缺损的透明树脂套。

【适应证】

1. 上颌乳前牙多个牙面龋坏;

2. 牙冠缺损后剩余牙体组织≥1/2,牙根吸收≤1/3。

【禁忌证】

根尖感染严重或根尖骨质破坏严重,累及继承恒牙胚者。

【操作步骤】

1. 局部麻醉　未行牙髓治疗的乳切牙中龋或深龋治疗前均应进行局部麻醉（建议阿替卡因或甲哌卡因局部浸润麻醉）,以消除患儿疼痛,保证治疗的顺利进行;建议局麻前使用表面麻醉膏剂,减少注射针头穿透软组织时的疼痛感。

2. 隔湿及软组织保护　可采用橡皮障或开口器,或者棉卷隔湿及软组织保护。

3. 微创去腐 采用与龋坏窝洞大小适宜的高速球钻和低速球钻进行去腐,不做预防性扩展,尽量保存健康牙体组织。

4. 护髓 窝洞较深或近髓时应采用氢氧化钙制剂护髓。

5. 牙体预备 去除尖锐的边、嵴、部分无机釉,避免咬合时折裂;近远中邻面有生理间隙存在者可不预备近远中面,生理间隙缺如者可应用锥形金刚砂针在尽量保存正常牙体组织的前提下,预备近远中邻面使之出现间隙。

6. 选择冠套及试戴

(1)选择解剖外形和大小合适的透明树脂冠套;

(2)采用弯剪剪掉透明冠的手柄,修整颈部,使冠套边缘位于龈下约0.5~1.0mm 处;

(3)在修剪恰当后,在冠套的切角或切缘处用探针刺一小孔形成充填材料的溢出孔后备用。

7. 树脂冠套戴入前的粘接准备

(1)选择合适颜色的树脂及树脂粘接系统;

(2)将树脂充满透明冠套内约 2/3,充填时应避免气泡产生。

8. 处理牙面 按树脂粘接修复的常规步骤进行牙面的酸蚀、干燥,涂粘接剂。粘接剂涂布 5~10 秒,气枪轻吹使之形成一薄层,光照固化。

9. 冠套就位及修复 将装有复合树脂的冠套就位于待修复的乳前牙,待多余树脂材料从冠套颈缘和溢出孔溢出,固定好就位的树脂冠套,3~5 秒光照行点固化。小挖匙去除颈缘部和溢出孔溢出的多余树脂,再 20~40 秒光照固化。

10. 去除冠套、调𬌗 用探针从唇面和远中面相交的轴面颈部挑破并去除透明冠套,或在腭侧轻轻切开冠套的表面,拆除整个冠套,修整外形,调整咬合,打磨抛光。

【注意事项】

1. 应根据治疗牙齿部位的不同选用适当的局麻方法,操作动作轻柔准确,缓慢均匀推注;麻醉过程中给予患儿分散注意力等行为管理措施,以减少患儿的不适感。

2. 酸蚀处理后用清水冲洗,压缩空气吹干,但不宜过度干燥。

3. 装有树脂的冠套就位时从腭侧向唇侧缓慢就位,应避免产生气泡。

4. 若采用流动树脂进行修复,注入流动树脂时应避免气泡。

（四）乳磨牙牙体缺损的金属预成冠修复术

儿童乳牙金属预成冠又称不锈钢冠（stainless steel crown，SSC），是一个预先成形的、与牙齿外形相似的不锈钢金属牙冠。行 SSC 修复的乳磨牙可显著增强患牙的强度，恢复患牙的外形及其咀嚼功能。

【适应证】

1. 牙髓治疗后、面临冠折危险的乳磨牙；

2. 大面积龋坏的乳磨牙；

3. 大面积釉质发育不全或釉质发育缺陷、牙本质发育不全的乳磨牙；

4. 不良习惯矫治器的固位体；

5. 各种固定间隙保持器的固位体；

6. 冠折乳磨牙的修复。

【禁忌证】

1. 金属过敏者；

2. 磨牙牙体形态异常或缺损面积过大难以获得足够固位者；

3. X 线片显示乳磨牙牙根吸收 >1/2。

【操作步骤】

1. 局部麻醉　建议牙体预备前采用阿替卡因或甲哌卡因行局部浸润麻醉。

2. 牙体预备

（1）邻面制备：经牙体的切割使近远中面相平行，或使牙体呈很轻微的圆锥形。若第二乳磨牙为牙列中最后一颗牙时，远中面的制备比近中面稍深达龈下。

（2）颊舌面一般不需要制备，除非颊面近颈部 1/3 处特别隆起，此处预备时应掌握适度，以免使牙体与预成冠间的空隙过大。颊舌面与邻面相交线角应制备成圆钝移行状。

（3）咬合面制备应注意与对颌的关系，咬合面一般以去除 1.0mm 的牙体表面为佳。

3. 预成冠的选择　现儿童口腔临床中常用的预成冠多以其近远中径的大小标号，选择时应测量修复牙的近远中径，按牙类及其大小选择合适的预成冠。

4. 修整预成冠　参照所制备牙的牙冠高度及颈缘曲线形态，剪除、修整成品冠的高度及颈缘，颈缘以达龈下 0.5~1.0mm 为宜。用各种冠钳调整咬合面的凹凸,恢复牙冠应有的隆起,缩紧牙颈部,尽力形成合适的解剖形态。

5. 磨光颈缘、试戴　用金属剪修剪过的颈缘必须以细砂轮、橡皮轮等磨光,以免刺伤牙龈;粘固前必须调试,仔细检查咬合面有无过高、牙颈部是否密合、预成冠的轴相对修复牙及其在牙列中是否协调,并观察其与邻牙的关系等。

6. 粘固　确认预成冠合适后,调拌玻璃离子水门汀或聚羧酸锌水门汀进行粘接。

【注意事项】

1. 选用的成品冠过大、冠缘与牙颈部不密合、粘接冠的粘固粉被溶解等,都可使冠修复后容易脱落,因此,在冠修复时一定要选用大小合适的冠,使冠与牙体紧密接触;

2. 牙体预备时牙颈部不能有肩台;

3. 冠缘的修整及位置很重要,以免刺激牙龈;

4. 治疗完成后嘱患儿咬纱球 10 分钟,当日进食不用治疗侧咀嚼,不进食过黏食物;

5. 要强调定期检查,儿童应每 3~6 个月复查一次。

（邹　静　孙飞飞）

三、年轻恒牙龋病治疗技术

（一）预防性树脂充填术

【概述】

对于小的窝沟龋及可疑龋,在去除龋坏釉质及牙本质后,充填窝洞并用窝沟封闭剂封闭其余窝沟,是一种治疗与预防相结合的方法。

【适应证】

1. 窝沟深,卡探针,封闭剂不易流入窝沟基部,患龋风险较高者;

2. 窝沟出现早期龋表现,呈白垩色或可见釉质混浊;

3. 查见局限于釉质或牙本质浅层的窝沟、点隙龋,但仍有部分窝沟未见龋坏者。

【禁忌证】

1. 患牙龋坏范围较大,已累及所有窝沟者;

2. 牙齿出现邻面龋坏,需要进行邻𬌗复面洞充填;

3. 无法保证隔湿。

【操作步骤】

1. 小球钻或微创球钻磨除龋坏组织及无基釉,洞形不作预防性扩展,尽量保存健康牙体组织;

2. 彻底清洁牙面,冲洗、干燥后严密隔湿;

3. 对较深的窝洞进行护髓;

4. 酸蚀窝洞及健康窝沟,酸蚀时间及范围参考窝沟封闭术操作说明;

5. 彻底冲净酸蚀剂,干燥牙面;

6. 涂布粘接剂,轻吹,光固化;

7. 树脂材料充填窝洞,光固化;

8. 余窝沟涂布窝沟封闭剂,光固化;

9. 术后检查牙各面窝沟是否封闭完全,调𬌗、抛光。

【注意事项】

1. 酸蚀前清洁牙面不可使用含氟抛光膏/牙膏,以免影响酸蚀和粘接效果;

2. 对于龋坏较深的患牙,去净腐质后,应先护髓再酸蚀,减少酸蚀剂对牙髓的刺激;

3. 避免酸蚀剂进入牙齿邻面,否则可能会对牙龈产生刺激;

4. 酸蚀后的牙面应保持干燥以利树脂和封闭剂的粘接,同时避免用探针酸蚀后的牙面;

5. 建议在橡皮障下进行操作。

（二）渗透修复术

【概述】

渗透修复术是利用虹吸作用使得高流动性的树脂材料进入釉柱间隙并将其封闭。渗透树脂在乳牙和恒牙都适用,不仅恢复了患牙的美观,也阻止了龋坏的进展,是目前早期龋微创治疗的新技术。操作无需麻醉及机械磨除,患儿易于接受。

【适应证】

1. 早期邻面龋;

2. 唇颊面白垩斑;

3. 轻症的氟牙症;

4. 轻度的釉质矿化不良。

【禁忌证】

1. 龋坏已达牙本质中层或深层、暴露的牙本质龋;

2. 潜行性龋、薄层釉质覆盖的牙颈部龋。

【操作步骤】

1. 彻底清洁患牙及邻牙,上橡皮障。低速手机微研磨,处理釉质表层。

2. 使用专用注射头涂布酸蚀剂,酸蚀范围大于龋损范围 2mm 左右,若为大面积龋损则应酸蚀整个牙面。酸蚀时间持续 2 分钟。

3. 冲洗去净酸蚀剂,吹干牙面。若酸蚀效果不明显可重复步骤 2 进行二次酸蚀。吹干后使用配套的无水乙醇干燥剂辅助干燥牙面 30 秒,再次吹干。

4. 将树脂涂布于酸蚀处理后的牙面,等待 3 分钟使树脂进行渗透,去除表面多余树脂后光固化 40 秒。

5. 打磨、抛光。

【注意事项】

1. 避免使用热塑性橡胶材质的橡皮障;

2. 树脂渗透过程中应关闭牙椅灯光,避免树脂过早固化影响渗透效果;

3. 唇颊面及邻面操作所用器械稍有不同;

4. 邻面早期龋治疗时,光固化灯应从颊、𬌗、腭/舌 3 个面进行光照,以确保树脂固化完全;

5. 渗透树脂无 X 线阻射性,应保留治疗记录。

（三）护髓充填术

【概述】

年轻恒牙髓腔大,髓角高,且牙本质小管粗大,龋坏进展较快,易累及牙髓。因此在备洞和充填过程中,对于牙髓的保护至关重要。相对乳牙的充填修复,年轻恒牙在充填材料的选择上更注重美观和耐久性,因此复合树脂成为了当今的首选。树脂修复的成功依赖于粘接系统,稳固的粘接能带来良好的边缘封闭,减少微渗漏和术后敏感的发生。

【适应证】

年轻恒牙龋病,无牙髓及根尖周炎疾患。

【禁忌证】

1. 对材料过敏者;

2. 无法保证隔湿;

3. 龋损过大,牙齿抗力差,无足够粘接面。

【操作步骤】

1. 口内检查　龋坏达中等深度以上时,应在局部麻醉下操作;

2. 去除腐质及无基釉,预备窝洞;

3. 窝洞冲洗,隔湿,干燥;

4. 对于近髓的窝洞,应先行间接盖髓处理;

5. 涂布粘接剂于窝洞各面,轻吹后光固化。选用全酸蚀粘接系统时应先酸蚀窝洞;

6. 比色　选取与患牙颜色最接近的树脂,分层充填(龋坏达邻面应使用成形片),修整外形并光固化树脂材料,直至整个窝洞充填完毕;

7. 调𬌗,抛光。

【注意事项】

1. 因年轻恒牙牙本质渗透性强,备洞后暴露的牙本质面应严密封闭后再行树脂充填修复。

2. 涉及釉质较多的窝洞,全酸蚀粘接系统较为合适;而涉及牙本质较多的窝洞,全酸蚀系统和自酸蚀系统都适用。

3. 酸蚀步骤中,应先酸蚀釉质、再酸蚀牙本质,避免牙本质酸蚀时间过久。

4. 涂布粘接剂形成一薄层即可,过厚可能会影响粘接效果。

(邹　静　陈延迪)

四、乳牙牙髓病治疗技术

(一)间接牙髓治疗

【概述】

间接牙髓治疗是指在治疗深龋时,为了避免露髓,在局部麻醉下有意识地保留洞底近髓部分的龋坏牙本质,用氢氧化钙等材料覆盖龋坏牙本质,以促进被保留的龋坏牙本质再矿化和其下方的修复性牙本质形成。

【适应证】

1. 诊断为深龋,一次性去腐后可能导致牙髓暴露;

2. 无自觉临床症状,X线片显示无根尖周及根分歧病理改变的患牙。

【禁忌证】

1. 不可逆性牙髓炎或根尖周炎的患牙;

2. 无保留意义的患牙。

【操作步骤】

1. 术前拍摄根尖 X 线片,以了解龋坏程度和根尖周及根分歧组织情况。

2. 局部麻醉　建议先使用表面麻醉以减少进针时的疼痛,再行局部浸润 / 牙周膜麻醉。

3. 隔湿　使用橡皮障隔离手术区域。

4. 去腐　使用高速手机去净龋洞侧壁上的腐质,在不露髓的前提下尽可能多地去除髓壁上的腐质。

5. 盖髓　使用氢氧化钙制剂覆盖被保留的龋坏牙本质,以促进修复性牙本质形成及龋坏牙本质再矿化。

6. 垫底、充填　使用玻璃离子水门汀等材料垫底,常规充填患牙。

7. 定期复查　3 个月、6 个月、12 个月定期跟踪患牙的治疗情况;治疗成功的患牙应无冷热刺激痛、自发痛、咀嚼痛等症状,临床检查无阳性体征,X 线片显示无病理性吸收、无根尖周病变。

【注意事项】

1. 去腐步骤慎用挖匙,因为底部的大块腐质被挖除时易导致牙髓暴露;

2. 若去净腐质后穿髓,建议更改治疗方案;

3. 应告知患儿及家属间接牙髓治疗后仍然有转变为牙髓炎的可能性,并取得知情同意。

（二）牙髓切断术

【概述】

牙髓切断术是指在局部麻醉下去除冠方牙髓组织,用药物处理牙髓创面以保存根部健康牙髓组织的治疗方法。

【适应证】

1. 乳牙深龋去腐未净露髓或外伤露髓的乳牙,不能进行直接盖髓者;

2. 乳牙牙髓感染局限于冠髓而根髓尚未受到侵犯的冠髓炎。

【禁忌证】

1. 乳牙弥漫性牙髓炎;

2. 乳牙慢性根尖周炎。

【操作步骤】

1. 术前拍摄根尖 X 线片,以了解龋坏深度、牙根、根管、根分歧和根尖周组织情况。

2. 局部麻醉和隔湿 表面麻醉 + 局部浸润 / 牙周膜麻醉,使用橡皮障隔离手术区域,并使用吸唾管排除唾液污染。

3. 去腐、制备洞形 消毒手术区,去尽腐质,磨除无牙本质承接的无基釉,制备洞形。

4. 开髓、揭全髓室顶 冲洗窝洞,去除残留的感染牙本质碎屑。更换消毒球钻开髓并揭全髓室顶。

5. 去冠髓 使用消毒的慢机大球钻或锐利的挖匙去除冠髓,并观察出血情况。

6. 牙髓断面处理 3% 过氧化氢溶液、2%~5.25% 次氯酸钠溶液、0.9% 生理盐水交替冲洗髓室,用生理盐水湿棉球轻压止血;将调好的 MTA 等盖髓剂覆盖于牙髓断面,厚度约 2mm,用潮湿的生理盐水棉球轻压使其与根髓贴合。

7. 充填以及牙冠的修复 对患牙进行严密的垫底和充填,建议使用预成冠修复外形。

8. 定期复查 3 个月、6 个月、12 个月定期跟踪患牙的治疗情况。治疗成功的患牙应无临床体征或病理性症状,X 线片检查无病理性吸收、无根尖周病变。

【注意事项】

1. 注意隔湿以及无菌操作,应常规使用橡皮障;

2. 去掉冠髓后,若渗血较多且不易止血,应更改治疗方案为牙髓摘除术;

3. 牙髓断面处理应当轻柔,冲洗时压力忌过大,生理盐水湿棉球应轻压断面,以防过度损伤根髓。

(三)牙髓摘除术

【概述】

乳牙牙髓摘除术是指通过拔除感染牙髓、根管预备和药物消毒消除感染,并用可吸收的充填材料进行根管充填,以达到保留患牙、维持乳牙列完整的目的。

【适应证】

1. 弥漫性牙髓炎的乳牙;

2. 牙髓坏死且有保留价值的乳牙。

【禁忌证】

1. 牙冠破坏严重,已无法再修复的乳牙;

2. 已接近替换、牙根吸收超过 1/2，继承恒牙胚上已无骨质覆盖的患牙。

【操作步骤】

1. 术前拍摄根尖 X 线片，以了解牙根、根管、根尖周组织情况。

2. 局部麻醉和牙髓失活 表面麻醉＋局部浸润／牙周膜麻醉，使用橡皮障隔离手术区域。若患儿配合时间有限或其他原因导致的无法一次性开髓、拔髓、预备根管，可使用多聚甲醛或三聚甲醛失活牙髓。

3. 髓腔开通和拔髓 去除龋坏组织，预备洞形，开髓，揭全髓室顶，去冠髓，拔髓。

4. 根管预备 乳牙根管预备不强调根管的扩大和成形。一般而言，乳牙根管工作长度应较 X 线片上的根尖距离短 2mm，乳牙的根管预备主要通过化学方法去除根管内的感染物质。使用 3% 过氧化氢溶液、2%~5.25% 次氯酸钠溶液、生理盐水交替冲洗根管；每根管冲洗的液体总量应在 10ml 以上。根管一般应预备到 30~35 号。

5. 根管干燥和消毒 使用消毒的纸尖干燥根管，氢氧化钙制剂导入根管内行根管消毒，再使用玻璃离子水门汀或氧化锌丁香油暂封膏封洞 2 周左右。

6. 根管充填 封药后若无症状，去除原封物，再次冲洗和干燥根管，选用合适的可吸收糊剂充填根管。

7. 牙体缺损的修复 使用玻璃离子水门汀充填，并用乳牙预成冠修复牙冠外形，最大限度的恢复患牙的外形和咀嚼功能，减少微渗漏。

8. 定期复查 3 个月、6 个月、12 个月定期跟踪患牙的预后。

【注意事项】

1. 根管预备时应控制好工作长度，勿使根管器械超出根尖孔，以免将感染物质推出根尖孔或损伤恒牙胚；

2. 乳牙根充时，仅可使用可吸收的、不影响乳恒牙交替的糊剂型根充材料。

五、乳牙根尖周病治疗技术

（一）根管治疗术

【概述】

乳牙根管治疗术是指通过根管预备和化学消毒去除感染物质对根尖周组

织的不良刺激,使用可吸收材料进行根管充填,以保留患牙并防止发生根尖周疾病或促进根尖周病愈合。

【适应证】

根尖周炎症却具有保留价值的乳牙。

【禁忌证】

髓室底穿孔等已无保留价值的患牙。

【操作步骤】

1. 术前拍摄根尖 X 线片,以了解牙根、根管、根尖周组织情况。

2. 局部麻醉和牙髓失活　表面麻醉＋局部浸润/牙周膜麻醉,使用橡皮障隔离手术区域。若患儿配合时间有限或其他原因导致的无法一次性开髓、拔髓、预备根管,则可使用多聚甲醛或三聚甲醛失活牙髓。

3. 开髓、拔髓　去除龋坏组织,预备洞形,开髓,拔髓;若牙髓组织已经不成形或无法通过拔髓去除干净,则在根管预备步骤需要更多的冲洗。

4. 根管预备　乳牙根管预备不强调根管的扩大和成形。一般而言,乳牙根管工作长度应较根尖 X 线片上的根尖距离短 2mm,乳牙的根管预备主要是通过化学方法去除根管内的感染物质。使用 3% 过氧化氢溶液、2%~5.25% 次氯酸钠溶液、生理盐水交替冲洗根管;每根管冲洗的液体总量应在 15ml 以上。根管一般应预备到 30~35 号。

5. 根管干燥和消毒　使用消毒纸尖干燥根管;慢性根尖周炎的患牙若有松动、叩痛、牙龈症状,可放置消毒力强、刺激性小的药物于根管内,如氢氧化钙制剂、碘仿糊剂或抗生素糊剂等。

6. 使用玻璃离子水门汀或氧化锌丁香油暂封膏封洞 2 周左右。

7. 根管充填　封药后若无症状,去除原封物,再次冲洗和干燥根管,使用可吸收糊剂充填根管。

8. 牙冠的修复　使用乳牙预成冠修复牙冠外形,最大限度的恢复患牙的外形和咀嚼功能,减少微渗漏。

9. 定期复查　3 个月、6 个月、12 个月定期跟踪患牙的预后。

【注意事项】

1. 根管预备时勿使根管器械超出根尖孔,以免将感染物质推出根尖孔或损伤恒牙胚。

2. 乳牙的根充材料仅可使用可吸收的、不影响乳恒牙交替的糊剂型充填材料。

3. 不宜对乳磨牙牙龈瘘管进行深搔刮术,以避免损伤乳磨牙根分歧下方的继承恒牙胚。

（黄睿洁）

（二）乳牙拔除术

【概述】

乳牙拔除术是对因龋坏、外伤无法保留、滞留,以及早期矫治需要拔除的乳牙采取的治疗措施。

【器械选择】

一次性口腔检查盘、表面麻醉/局部麻醉药、注射器、纱球、棉签、吸唾管、各型乳牙钳、各型牙挺、口腔科镊等。必要时可选用涡轮钻和可吸收止血材料。

【适应证】

1. 滞留乳牙影响恒牙替换,导致恒牙萌出方向异常或阻生者;

2. 乳牙大面积龋坏或缺损,余留残根、残冠无法修复者;

3. 乳牙慢性根尖周炎症迁延不愈,根尖及根周骨质明显吸收且可能影响继承恒牙胚发育者;

4. 乳牙外伤导致复杂冠根折或外伤后牙根移位可能影响继承恒牙胚发育者;

5. 早期矫治方案需要拔除乳牙者。

【禁忌证】

1. 患有全身系统性疾病不能承受拔牙手术或术后可能存在严重并发症者;

2. 精神智力障碍的儿童不能配合手术或术后止血等措施。

【操作步骤】

1. 安抚患儿情绪后,用消毒棉球拭干术区;

2. 以表面麻醉药物涂布于黏膜表面,并保持 30~60 秒,确保表面麻醉过程中局部干燥,以保证麻醉效果;

3. 缓慢注射阿替卡因或甲哌卡因于患牙根尖区,行局部浸润麻醉;

4. 2~5 分钟后,以探针在患牙近远中颊舌侧检查患牙麻醉效果;

5. 麻醉完善后,使用牙龈分离器分离牙龈,用相应的牙钳钳夹患牙牙冠,牙钳尖端应在患牙牙颈部附近,并确保不影响根方继承恒牙,钳夹稳定后分别向唇/颊侧和舌/腭侧摇动,待患牙松动后向阻力小的方向脱位;

6. 对于牙冠大面积缺失、牙根吸收情况较为复杂的牙齿,拔除过程中应当使用与牙根形态匹配的牙挺,从牙齿近中或远中挺动患牙(避免伤及继承恒牙胚),待患牙松动后以牙钳或口腔科镊小心取出;

7. 对于牙骨粘连明显,拔除过程中牙根折断以及继承恒牙损伤风险较大的乳磨牙,可考虑在阻力分析的前提下以涡轮钻对患牙进行分割,从而确保微创效果;

8. 对于牙根吸收情况复杂、根尖炎性肉芽增生较为明显的患牙,拔牙后以棉球小心擦拭检查拔牙创,在确保继承恒牙胚不受影响的情况下尽量清理拔牙窝;

9. 牙槽窝复位后,视拔牙创具体情况选择止血方法,对于创伤小,拔牙窝出血风险小者可选择压迫止血,对于出血风险大的拔牙窝可借助止血材料帮助止血(如可吸收明胶海绵、再生氧化纤维素等)。

【注意事项】

1. 对于拔除滞留乳牙前,继承恒牙萌出方向已经发生变化,或者拔牙间隙不足以容纳继承恒牙萌出的情况,拔牙后短期并不能改善恒牙的萌出方向,应嘱患儿家长密切观察,必要时进行早期矫治干预;

2. 对于由于乳牙慢性根尖周炎等引起的乳牙早失,应早期进行间隙管理;

3. 在牙根吸收情况较为复杂的乳牙拔除术中,为了避免对继承恒牙的影响,可能遗留部分牙根折片,应向患儿家长解释说明,观察或择期拔除;

4. 乳牙急性根尖周炎或慢性根尖周炎急性发作,伴有间隙感染症状者为了避免炎症扩散,应在炎症控制后再行拔除;

5. 对局麻下拔除乳牙无法配合或无法耐受的患儿应选择其他麻醉方式,如口服药物或笑气辅助镇静,静脉 - 吸入复合麻醉等。

(王 了)

(三)带环丝圈式 / 全冠丝圈式间隙保持器

【概述】

带环丝圈式 / 全冠丝圈式间隙保持器是在基牙上装配带环 / 全冠,在缺牙处通过弯制的金属丝来维持缺隙的近远中距离。

【适应证】

1. 单侧第一乳磨牙早失,第二乳磨牙尚存;

2. 单侧第二乳磨牙早失,第一恒磨牙已完全萌出。

【禁忌证】

1. 单侧两颗乳磨牙同时早失;

2. 单侧第二乳磨牙早失,第一恒磨牙尚未萌出。

【操作步骤】

1. 术前拍摄根尖 X 线片,以了解早失乳磨牙相对应的恒前磨牙萌出情况,以及基牙的情况。

2. 基牙的预备　根据基牙的大小和形态选择合适的带环或不锈钢预成冠。若使用带环,应调整带环的形态使之完全就位于基牙,且不影响咬合;若使用不锈钢预成冠,应预备基牙,使不锈钢预成冠完全就位于基牙,且不过度压迫牙龈或影响咬合。

3. 取模和灌模　在带环或不锈钢预成冠完全就位的情况下取模,可使用 1/4 托盘或半口托盘,需覆盖缺隙前后各 2 颗基牙。取模后需摘下带环或不锈钢预成冠置于印模中,进行灌模。

4. 丝圈的制作　用 0.9mm 直径的不锈钢合金丝弯制丝圈,丝圈应接触于近中或远中基牙外形高点线上,焊接丝圈于带环或不锈钢预成冠的颊舌角部,抛光表面。

5. 试戴和粘接　试戴加工后的带环丝圈式或全冠丝圈式间隙保持器,检查咬合情况、不锈钢预成冠对基牙牙龈的压迫情况,确认丝圈抵在近中基牙或远中基牙远中或近中邻面外形高点线上;玻璃离子水门汀粘接全冠或带环。

【注意事项】

1. 粘接间隙保持器时应注意隔湿;

2. 待早失乳磨牙下方的恒前磨牙出龈后,应拆除间隙保持器的丝圈。

(四)远中导板式间隙保持器

【概述】

远中导板式间隙保持器是在第一乳磨牙上装配带环/全冠,在其上焊接远中导板以维持早失的第二乳磨牙近远中距离。

【适应证】

第二乳磨牙严重龋坏,牙体及牙根已无法保留,第一恒磨牙尚未萌出。

【禁忌证】

患儿有凝血功能障碍,第二乳磨牙拔除后难以止血者。

【操作步骤】

1. 术前拍摄根尖 X 线片,以了解作为基牙的第一乳磨牙及无法保留的第二乳磨牙牙根及根尖周情况,以及相对应的恒前磨牙牙胚发育情况。

2. 基牙的预备　根据不同患儿第一乳磨牙的大小和形态选择合适的不锈钢预成冠或带环;预备基牙,使不锈钢预成冠或带环完全就位于基牙,且不过度压迫牙龈或影响咬合。

3. 取模和灌模　在不锈钢预成冠或带环完全就位的情况下取模,可使用 1/4 托盘或半口托盘,需覆盖缺隙前 2 颗基牙;取模后需摘下不锈钢预成冠或带环置于印模中,再进行灌模。

4. X 线片上测量　从 X 线片上估算远中导板的水平距离和垂直距离。水平距离应使远中导板尽可能贴于第一恒磨牙牙冠的近中面;垂直距离应使远中导板的尖端位于第一恒磨牙外形高点下 1~2mm。

5. 制作牙模　将 X 线片上测量的长度及高度标记在模型上,并在模型上制作必要的间隙,为插入导板作准备。

6. 远中导板制作　用宽约 3.8mm、厚约 1.3mm 的预成腭杆,弯曲成合适的角度,插入牙模制作的间隙中,保持与对颌无接触状态,最后焊接于第一乳磨牙的预成冠或带环远端,抛光。

7. 拔牙　局部麻醉下拔除第二乳磨牙,压迫止血。

8. 试戴和粘接　试戴保持器,再次检查基牙咬合情况、不锈钢预成冠或带环对基牙牙龈的压迫情况;若条件允许,X 线片确认远中导板位于理想位置;玻璃离子水门汀粘接远中导板间隙保持器。

【注意事项】

1. 远中导板插入第一恒磨牙的近中邻面不可过深或过浅,过深拔牙创不易愈合,过浅不能阻止第一恒磨牙的近中倾斜移位;

2. 术前应行血常规检查;

3. 第一恒磨牙完全萌出后应去除远中导板,再根据情况选用合适的间隙维持器进行间隙保持。

(黄睿洁)

六、年轻恒牙牙髓病治疗技术

(一)直接盖髓术

【适应证】

因机械性或外伤性露髓,露髓孔小于 1mm 的年轻恒牙。

【禁忌证】

有明显牙髓感染症状的年轻恒牙。

【操作步骤】

1. 拍摄术前 X 线片　了解龋坏深度或外伤程度,牙根发育及根尖周情况。

2. 局部麻醉　因年轻恒牙牙本质小管粗大,渗透性强,年轻恒牙的牙体切割等操作应在局部麻醉下进行。

3. 去除龋坏组织并制备洞形　对于深龋近髓的患牙,可依次去除洞壁和洞底的龋坏组织,最后去除近髓处的软龋,一旦牙髓意外暴露即刻清洗窝洞。

4. 放置盖髓剂　用生理盐水冲洗露髓孔处,如有出血可用生理盐水湿棉球轻压牙髓创面止血;将盖髓剂如氢氧化钙制剂或 MTA 覆盖在牙髓创面上。

5. 垫底充填　玻璃离子水门汀或聚羧酸锌水门汀等材料垫底,常规充填。也可在盖髓后,用玻璃离子水门汀行暂时性充填,观察 4~6 周,若无症状,再行常规充填。

6. 每 3 个月定期复查,追踪牙根发育及根尖周情况。

【注意事项】

1. 术中应注意无菌操作,保证有效隔湿,防止唾液污染穿髓孔,术中应避免用探针探查穿髓孔,避免用高压气枪强力吹干窝洞;

2. 对于机械性或外伤因素引起牙髓暴露的患牙,制备洞形时操作过程中应动作轻柔,避开穿髓孔,及时清除牙体组织碎屑,避免牙髓再感染;

3. 因牙髓暴露,存在感染的可能,应嘱患儿及家长如患儿出现急性疼痛,及时就诊;

4. 复查时,拍摄根尖 X 线片了解患牙牙根的发育情况、根尖是否出现病变及牙根是否出现病理性吸收。

（二）间接盖髓术

【适应证】

深龋或外伤近髓,无任何牙髓炎症状的年轻恒牙。

【禁忌证】

1. 已出现牙髓炎症状的年轻恒牙;

2. 发生牙髓坏死或根尖周炎的年轻恒牙。

【操作步骤】

年轻恒牙间接盖髓术的治疗步骤与乳牙间接牙髓治疗术相似。

1. 术前拍摄 X 线片,了解根尖发育情况及根尖周情况;

2. 局部麻醉与隔湿;

3. 去腐、制备洞形,强调去净窝洞内所有腐质;

4. 氢氧化钙制剂行间接盖髓;

5. 充填,调𬌗;

6. 定期复查,观察牙根形成及根尖孔闭合情况。

【注意事项】

1. 去洞底腐质时,动作应轻柔,尽量避免机械性露髓的发生;

2. 治疗后的牙齿牙髓活力应正常,术后无敏感、疼痛或软组织肿胀等症状或体征;

3. 术后定期复查时,应常规拍摄根尖 X 线片检查,观察有无根管内外吸收,牙根发育及根周骨质情况。

（三）间接牙髓治疗

【适应证】

深龋近髓的年轻恒牙,没有不可复性牙髓炎症状或体征,X 线检查无病理性改变。

【禁忌证】

1. 诊断为不可复性牙髓炎的年轻恒牙;

2. 已发生牙髓坏死和根尖周炎的年轻恒牙。

【操作步骤】

年轻恒牙间接牙髓治疗术的操作步骤与乳牙间接牙髓治疗术相似。

1. 术前摄取 X 线片,了解龋坏深度及根尖发育情况和根尖周情况;

2. 局部麻醉与隔湿;

3. 去腐、制备洞形,窝洞壁的腐质要求去净,近牙髓部位可保留少量腐质;

4. 氢氧化钙制剂覆盖洞底;

5. 严密充填、调𬌗;

6. 定期复查,观察牙根发育情况。

【注意事项】

1. 术前应仔细评估患牙的牙髓状态,明确诊断,排除禁忌证;

2. 术中应注意无菌操作,保证有效隔湿;

3. 术中应遵循无痛、微创的操作原则;

4. 去腐时避免使用挖匙,因为挖匙一次性去除大量腐质,会增加牙髓暴

露风险;

5. 3~6 个月定期复查,拍摄 X 线片观察牙根发育状况,是否出现牙根内外吸收,根尖孔闭合情况及根周骨质是否正常。

（四）牙髓切断术

【适应证】

1. 龋源性、外伤性或机械性露髓的年轻恒牙,不能行直接盖髓术者;

2. 年轻恒牙牙髓感染局限于冠髓而根髓尚未受到侵犯的冠髓炎。

【禁忌证】

牙髓完全坏死或发生根尖周炎的年轻恒牙。

【操作步骤】

年轻恒牙牙髓切断术的治疗步骤与乳牙牙髓切断术相似:①术前拍摄 X 线片;②局部麻醉与隔湿;③去腐、制备洞形;④揭髓室顶、去冠髓;⑤牙髓断面处理;⑥充填。具体操作参见第三章第三节中的乳牙牙髓切断术。

根据年轻恒牙牙髓恢复能力强的特点,目前临床中也采用一种保存更多牙髓组织的方法,即部分牙髓切断术(partial pulpotomy)。部分牙髓切断术只需去除露髓孔下方炎症性或感染性牙髓组织,保留所有未被感染的健康牙髓组织,主要适用于年轻恒牙外伤性或龋坏机械性露髓不适合直接盖髓的病例。

【注意事项】

1. 切除全部冠髓后,如根髓不易止血,说明感染已累及根髓,则不易再行冠髓切断术,应更改治疗方案,改行根尖诱导成形术或牙髓血运重建术;

2. 其余注意事项同乳牙牙髓切断术。

七、年轻恒牙根尖周病治疗技术

（一）根尖诱导成形术

【适应证】

1. 牙髓炎症波及根髓,不能保留或者不能全部保留根髓的年轻恒牙;

2. 发生牙髓坏死或并发根尖周炎的年轻恒牙。

【操作步骤】

1. 第一阶段　消除感染和尖周病变,诱导牙根继续发育或诱导根端钙化屏障形成。

（1）术前 X 线片:了解牙根发育程度,根尖周病变情况,确定工作长度

（根尖上方 2mm 为参考点）。

（2）隔湿术区：推荐使用橡皮障隔湿。

（3）去腐开髓：去净腐质，揭全髓室顶，充分暴露根管口，尽可能使器械直线进入根管。

（4）根管清理与预备：对有急性症状的患牙，应先做应急处理，清理根管，建立引流通道，必要时服用抗生素，待急性炎症消退后再继续治疗。年轻恒牙根管壁薄，其根管预备主要是通过化学方法去除根管内感染物质，要避免过度的机械预备切削牙本质。在进行根管预备时，应按照确定的工作长度轻挫根管壁以去除根管壁的感染物质，用 2%~5.25% 次氯酸钠溶液、3% 过氧化氢溶液、生理盐水反复交替冲洗根管，清除残留的感染组织。

（5）根管消毒：干燥根管，放置消毒力强、刺激性小的药物于根管内，如氢氧化钙制剂、碘仿糊剂或抗生素糊剂等。应避免使用具有牙髓失活作用的药物，如甲醛甲酚、戊二醛等。根管消毒封药的时间一般为 2 周左右，直至无渗出和无临床症状为止。彻底清除根管内感染物质、消除根尖周围炎症是促使根尖形成的重要因素。

（6）药物诱导：根管封药后，如临床症状消失，可去除原封药，再次进行根管清洗，干燥根管，在有效的隔湿条件下，根管内导入诱导根尖闭合的药物。目前最常用的诱导药物是氢氧化钙及其制剂，然后严密充填患牙。若根管封药后症状持续，则需重复进行根管消毒直至临床症状消失。

（7）定期复查：进行根尖诱导成形术的患牙应定期随访，一般每 3~6 个月复查一次，直至根尖形成或根端闭合。复查时除了常规临床检查外，还应进行 X 线片检查，观察根尖周骨质是否正常以及根尖孔闭合情况。

2. 第二阶段　永久性根管充填，修复患牙。

当 X 线片显示根尖孔闭合或有钙化组织沉积、根管内探查根尖钙化屏障形成完全时，可行永久性根管充填，并严密充填修复患牙。

【注意事项】

1. 根管消毒封药禁用有牙髓失活作用的药物；

2. 根管预备时，不能超出根尖，以免将感染物质推出根尖孔和损伤根尖部组织；

3. 术后可能出现暂时性的咬合不适，应交代患儿及家长若患儿出现急性疼痛，应及时就诊。

（二）牙髓血运重建术

【适应证】

1. 牙髓炎症波及根髓,不能保留牙髓或者不能保留全部根髓的年轻恒牙;

2. 发生牙髓坏死或并发根尖周炎的年轻恒牙。

【操作步骤】

1. 术前 X 线片　了解牙根发育程度、根尖周病变情况,帮助确定牙根工作长度。

2. 术区隔湿　放置橡皮障。

3. 去腐、开髓　去净腐质,揭全髓室顶,充分暴露根管口,尽可能使器械直线进入根管。

4. 根管预备　同根尖诱导成形术的根管预备。

5. 根管消毒　干燥根管,导入三联抗生素(环丙沙星＋甲硝唑＋米诺环素,按 1：1：1 混合)糊剂,封药 2~4 周,直到临床症状消失为止。彻底清除根管内感染物质、消除根尖周围炎症是牙髓血运重建术成功的关键。

6. 局部浸润麻醉下对已封药消毒的根管进行再次清洗,干燥根管,用消毒的扩锉针刺破根尖血管,待血液充满根管至釉牙本质界,放置潮湿的生理盐水小棉球轻压止血,待根管内血液形成血凝块。

7. 去除生理盐水小棉球,放置 MTA 封闭根管口,玻璃离子水门汀严密封闭冠方洞口。

8. 每 3 个月定期复查,拍摄根尖 X 线片,观察根管发育情况及是否有根管内外吸收和根尖周炎症状,直至根尖完全闭合,再根据牙齿修复方案决定是否进行根管治疗。

【注意事项】

1. 术中需保证无菌操作;

2. 根管预备时,不能超出根尖,以免将感染物质推出根尖和损伤根尖部组织;

3. 根管严重感染者,可酌情增加根管封药次数和时间;

4. 术后可能出现暂时性的咬合不适,应交代患儿及家长若患儿出现急性疼痛应及时就诊。

（杨　燃）

八、牙外伤治疗技术

（一）釉质裂纹封闭术

【概述】

釉质裂纹封闭术是指采用适合材料封闭釉质裂纹，降低牙本质敏感或细菌渗入。

【操作步骤】

1. 清洁牙面；

2. 隔湿；

3. 轻吹干燥牙面；

4. 在釉质裂纹出现的牙面上涂布含氟保护漆、玻璃离子防龋涂膜或复合树脂粘接剂后光照固化。

【注意事项】

1. 交代釉质裂纹可能引起的细菌侵入而致牙本质敏感及色素沉着风险；

2. 定期复查，追踪外伤牙的牙髓状况及牙根发育或吸收情况。

（二）断冠粘接修复术

【概述】

断冠粘接修复术是指采用复合树脂等牙色材料将冠折断端与患牙剩余牙体组织进行粘接的一种过渡性修复方式。

【适应证】

1. 断冠对位良好、已处理牙髓及牙齿松动问题的冠折或冠根折；

2. 患儿或随行人员携带潮湿保存的牙齿游离断端。

【禁忌证】

1. 游离折片碎裂过大而无法对位恢复至牙体外形；

2. 牙髓暴露、未行牙髓断面处理的外伤牙；

3. 牙齿松动明显；

4. 无法隔湿或止血。

【操作步骤】

1. 拍摄 X 线片，明确诊断。

2. 若有牙髓暴露，需进行局部麻醉。阿替卡因或甲哌卡因行根尖区局部浸润麻醉，或辅以计算机程控麻醉仪进行牙周膜麻醉。在局麻下先行牙髓断面的处理（冠髓切断术或部分冠髓切断术），玻璃离子水门汀简单封洞。

3. 检测患牙的位置及松动度,排除牙齿脱位、根折和移位后,将游离断冠复位,检查是否对位密合。

4. 制备断缘釉质斜面和适当的固位形与抗力形,以增加断冠粘接的抗力和固位力。

5. 清洁断面后行酸蚀、清洗,涂布粘接剂,光照。

6. 用流体树脂分别均匀涂布在两侧断面,准确对位后轻压游离断端,多余材料行唇舌面点固化后去除。

7. 若行断冠粘接修复后,外伤牙仍存在部分釉质或釉质 - 牙本质缺损,可再行前牙树脂修复。

8. 检查咬合,打磨,抛光。

【注意事项】

1. 断冠粘接是一种过渡性修复方法,需嘱患儿勿用患牙咬硬物,待成年后改用永久性修复方法。

2. 经评估可保留牙齿的复杂冠根折病例,如果折线最低点在牙槽嵴顶之上,可采用断冠粘接术,尝试采用光固化流体树脂粘接。此时止血非常重要,必要时使用激光、高频电刀止血。

3. 断冠粘接后应注意检查牙尖交错位与前伸咬合,避免咬合干扰。

(三)冠折前牙美容修复术

【概述】

冠折前牙美容修复术即采用复合树脂等材料修复冠折外伤患牙牙体缺损,以恢复美观及一定功能的修复技术。

【适应证】

1. 釉质缺损;

2. 釉质 - 牙本质折;

3. 冠折露髓,牙髓治疗后;

4. 简单冠根折;

5. 复杂冠根折,牙髓治疗后有保留价值的年轻恒牙。

【禁忌证】

1. 有牙髓损伤或牙齿松动问题未行处理的患牙;

2. 折线位于龈下无法隔湿或止血;

3. 复杂冠根折而无法保留的外伤牙。

【操作步骤】

1. 拍摄 X 线片,明确诊断。

2. 有牙髓暴露或脱位的外伤牙需进行局部麻醉,建议使用阿替卡因或甲哌卡因行根尖区局部浸润麻醉,或辅以计算机程控麻醉仪进行牙周膜麻醉。在局麻下对患牙进行必要的牙髓治疗,对松动牙进行复位固定。

3. 制备短斜面及适宜固位沟。

4. 建议上橡皮障进行隔湿,运用全酸蚀粘接技术处理患牙,比色,分层堆塑固化复合树脂,形成牙体形态,体现牙本质及釉质颜色层次,对比同名牙形成切端切角特征(如生长叶等)。

5. 调整咬合,避免殆干扰。

6. 打磨,抛光。

【注意事项】

1. 酸蚀处理时可能出现敏感症状,活髓牙修复均应进行局部麻醉;

2. 嘱患儿勿用患牙咬硬物,交代树脂修复相关注意事项,定期复查。

(四)外伤松动牙复位固定术

【概述】

外伤松动牙复位固定术是对外伤后移位松动的患牙进行复位固定的技术,用于辅助外伤后患牙的牙周组织恢复。

【适应证】

1. 松动明显的亚脱位;

2. 半脱出;

3. 侧方移位;

4. 挫入;

5. 全脱出。

【禁忌证】

1. 不能配合治疗的特殊儿童;

2. 严重挫入并影响恒牙胚发育风险的乳牙。

【操作步骤】

1. 拍摄 X 线片,明确诊断。

2. 半脱出或侧方移位的外伤牙首先进行局部麻醉,建议使用阿替卡因或甲哌卡因行根尖区局部浸润麻醉,或辅以计算机程控麻醉仪进行牙周膜麻醉。局麻下可轻力解除移位牙唇腭侧根尖锁结,然后向根方复位,恢复外伤牙正常的咬合关系。

3. 充分隔湿后,生理盐水棉球清洁牙面。

4. 选择适宜固定单位,常由 1 颗外伤牙 + 两侧各 2 颗正常邻牙构成。

5. 使用全酸蚀粘接体系处理固定单位的牙唇面中 1/3 区域,减少牙龈刺激。

6. 可选择使用超强石英纤维条 + 复合树脂或不锈钢丝 + 树脂夹板形成弹性夹板进行固定。

7. 去除多余材料,检查咬合,打磨、抛光。

【注意事项】

1. 充分止血、隔湿,对患牙成功固定非常重要;

2. 根据外伤牙位和邻牙情况可灵活选择固定单位,有时可能需要增加支抗牙数;

3. 固定所用不锈钢丝需预弯制与牙弓弧度相匹配,不对外伤牙施加额外力量;

4. 弹性固定一般进行 2 周左右,不可过长,否则易引起牙齿粘连的发生。

（五）年轻恒牙全脱出的再植术

【概述】

年轻恒牙全脱出的再植术是指将全脱出年轻恒牙重新植入牙槽窝并进行复位固定,以期保留患牙的一种技术。

【适应证】

外伤导致全脱出的年轻恒牙。

【禁忌证】

1. 已被严重污染且离体时间过长的全脱出患牙;

2. 脱位牙的牙槽窝合并有牙槽骨骨折;

3. 全脱出的牙已破碎,不能体外恢复牙体外形者;

4. 不能配合治疗的特殊儿童。

【操作步骤】

1. 离体牙的处理　用手或上颌前牙牙钳轻轻夹住牙冠,生理盐水冲洗牙根表面的污染物,如果污物附着在根面上不易冲洗掉,可用小棉球蘸生理盐水小心轻柔去除污物,但注意不要损伤牙周膜。把清洗干净的牙齿浸泡在生理盐水中待用;若离体牙在体外存留时间超过 1 小时或根面有可疑污染,建议冲洗干净离体牙后置于 5% 的 NaF 溶液中浸泡 15~20 分钟。

2. 使用阿替卡因或甲哌卡因行根尖区局部浸润麻醉后,使用镊子小心清理牙槽窝内血凝块,不宜搔刮牙槽窝,用生理盐水冲洗牙槽窝;如果存在牙槽窝骨折并移位,可轻柔手法复位。

3. 手持离体牙冠部,将患牙放回牙槽窝,对照邻牙的切缘位置将患牙复位。

4. 对严重牙龈撕裂者应缝合撕裂牙龈,并用牙周塞治剂保护牙龈。

5. 弹性固定 7~10 天。

【注意事项】

1. 再植后应常规全身使用抗生素。

2. 对再植牙应进行长期观察,通过拍 X 线片和临床检查,观察牙齿预后,第一疗程结束之后,每 3 个月进行复查。

3. 一般来说,牙根发育在 NOLLA Ⅷ 以上时,建议实施根尖诱导成形术以封闭尚未发育完成的根尖孔;而对处于更年轻阶段的恒牙可试保留牙髓,密切观察牙髓的活力及牙根发育情况。

（周 媛）

九、儿童口腔外科门诊技术

（一）唇系带修整术

【概述】

对上唇系带过短的患儿,为了避免系带过短对患儿上唇形态和功能造成影响而进行的修整术,从而尽可能恢复系带的外形,并改善功能。

【器械选择】

一次性口腔检查盘、表面麻醉 / 局部麻醉药、注射器、纱球、棉签、口腔科镊、刀柄、刀片、组织剪、针持、缝线;必要时可选用激光。

【适应证】

1. 患儿恒上颌中切牙甚至尖牙萌出后,上唇系带仍位于恒中切牙之间,影响美观者;

2. 上唇系带过短引起微笑时白唇紧张、红唇外翻,严重影响患儿的容貌和心理者;

3. 过短的上唇系带与深在的上颌唇侧前庭沟间形成难以清洁的空间,导致食物滞留者;

4. 过短的上唇系带引起上颌中切牙近中附着水平降低,影响牙周健康者;

5. 早期矫治方案要求行上唇系带修整术者。

【禁忌证】

1. 患有全身系统性疾病不能耐受局麻手术,以及术后可能存在严重并发症者;

2. 精神智力障碍的儿童不能配合局麻手术者。

【操作步骤】

1. 术前以手指牵拉上唇系带两侧检查静息状态下上唇动度,从而明确粘连程度;

2. 黏膜表面拭干后以表面麻醉药物涂布于黏膜表面并保持 30~60 秒,确保表面麻醉过程中局部干燥以保证麻醉效果,表面麻醉起效后在系带根部注射阿替卡因或甲哌卡因行局部浸润麻醉;

3. 麻醉起效后(2~5 分钟),分别以口腔科镊钳夹上唇系带近上唇内侧黏膜,暴露出扇形上唇系带;

4. 以组织剪去除口腔科镊钳夹扇形区域的软组织;

5. 以组织剪仔细分离切口两侧黏膜,确保切口两侧黏膜与下方组织分离;

6. 部分患儿上唇系带下方肌肉组织牵拉较为明显,分别从黏膜下方以及骨膜浅面钝性分离出片状肌肉组织后,以组织剪离断肌肉,从而去除其对上唇的牵拉效应;

7. 妥善固定上唇系带根部于上颌唇侧前庭沟基底部骨膜,间断缝合上唇系带,复查上唇动度后以小棉卷压迫止血。

【注意事项】

1. 系带的发育是一个渐近的过程,随着牙槽嵴高度的发育、牙齿的萌出以及口腔功能的加强,上唇系带位置可能改善,如果不引起严重的并发症不主张早期处理;

2. 上唇系带矫正除常规手术治疗,还可使用激光治疗,该治疗方法具有疼痛少,创伤小,术后反应小的优点,使用过程中需注意防护;

3. 局部麻醉下系带矫正术患儿主观体验较强,术前应评估患儿是否适合局麻下治疗,必要时可以采用其他麻醉方式,如口服药物或笑气辅助镇静,静脉 - 吸入复合麻醉等。

（二）舌系带修整术

【概述】

对舌系带过短的患儿，为了避免系带过短对患儿舌体的运动以及语音形成的影响而进行的修整术，从而尽可能恢复系带的外形，改善功能。

【器械选择】

一次性口腔检查盘、表面麻醉/局部麻醉药、注射器、纱球、棉签、口腔科镊、刀柄、刀片、组织剪、针持、缝线；必要时可选用激光。

【适应证】

1. 过短的舌系带影响患儿进食，出现哺乳困难，具体表现为新生儿吸吮无力，消瘦；哺乳母亲乳头红肿发炎，哺乳时剧烈疼痛者。

2. 患儿舌体不能正常上抬及前伸，具体表现为大张口状态下舌体上抬高度严重受限，前伸时舌尖无法伸出或舌尖形态为深 W 形者。

3. 患儿进食、说话太快或时间太长后舌体出现明显的疼痛者。

4. 舌系带与下颌前牙反复摩擦引起创伤性溃疡迁延不愈者。

5. 患儿发卷舌音困难，经过规范的语音训练后无法改善者。

【禁忌证】

1. 患有全身系统性疾病不能耐受局麻手术，以及术后可能存在严重并发症者；

2. 精神智力障碍的儿童不能配合局麻手术者。

【操作步骤】

1. 术前检查患儿舌体动度，包括前伸及上抬，并用手指扪诊舌系带，检查系带质地并明确系带根部附着位点；

2. 用开口器辅助患儿稳定开口，黏膜表面拭干后以表面麻醉药物涂布于黏膜表面并保持 30~60 秒，确保表面麻醉过程中局部干燥以保证麻醉效果，表面麻醉起效后在系带根部注射阿替卡因或甲哌卡因行局部浸润麻醉；

3. 麻醉起效后（2~5 分钟），分别以口腔科镊钳夹舌系带近舌腹黏膜以及口底黏膜处，暴露出扇形舌系带，钳夹过程中避免误伤双侧下颌下腺导管口及舌腹下方深部软组织；

4. 以组织剪去除口腔科镊钳夹扇形区域的软组织；

5. 以组织剪仔细分离切口两侧黏膜，确保切口两侧黏膜与下方组织分离，并注意不可分离过深误伤深部静脉以及唾液腺；

6. 部分患儿舌系带下方肌肉或纤维组织牵拉较为明显，仔细分离黏膜后小心剪开肌肉及纤维组织以减轻牵拉效应；

7. 间断缝合舌系带,复查舌体形态及舌体前伸、上抬的改善程度,以小棉卷压迫止血。

【注意事项】

1. 系带的发育是一个渐近的过程,患儿早期系带常位于下颌牙槽嵴顶甚至唇侧,随着牙槽嵴高度的发育、牙齿的萌出以及舌部功能的加强逐渐后退,如果不引起严重的并发症(如新生儿期哺乳困难)不主张早期处理；

2. 患儿语音的形成是多因素共同作用的结果,系带在发音中所起作用很小,应积级引导患儿进行规范的语音评估及训练,明确治疗方案；

3. 系带矫正除常规手术治疗,还可使用激光治疗,该治疗方法具有疼痛少,创伤小,术后反应小的优点,但使用过程中需注意防护；

4. 局部麻醉下系带矫正术患儿主观体验较强,术前应评估患儿是否适合局麻下治疗,必要时可以采用其他麻醉方式,如口服药物或笑气辅助镇静,静脉 - 吸入复合麻醉等。

（三）牙龈成形术

【概述】

对因系统性疾病、药物不良反应或局部牙周情况差等形成的牙龈形态增生(如牙龈瘤)进行的切除病变,并重新恢复牙龈外形的手术方法。

【器械选择】

一次性口腔检查盘、表面麻醉 / 局部麻醉药、注射器、纱球、棉签、口腔科镊、刀柄、刀片、针持、骨膜剥离器、刮匙、缝线；必要时可选用牙周塞治剂、可吸收止血材料、激光。

【适应证】

1. 钙通道阻滞剂(如硝苯地平),免疫抑制剂(如环孢素),抗癫痫药物(如苯妥英钠)等均可能引起药物性牙龈增生,部分牙龈增生情况重的患儿,通过调整用药及常规牙周治疗无法缓解者；

2. 牙龈纤维瘤病等系统性疾病患儿以及青春期激素水平变化的患儿,牙龈增生覆盖牙面,通过常规牙周治疗无法缓解者；

3. 口呼吸、牙列拥挤、不良修复体以及局部口腔卫生差引起的牙龈增生,通过常规牙周治疗无法缓解者。

【禁忌证】

1. 患有全身系统性疾病不能耐受局麻手术或术后可能存在严重并发症者；

2. 精神智力障碍的儿童不能配合手术或术后止血等措施者。

【操作步骤】

1. 对于口腔卫生较差的患儿在术前需行系统牙周治疗，降低感染及复发风险；

2. 增生处根方黏膜表面拭干后以表面麻醉药物涂布并保持 30~60 秒，确保表面麻醉过程中局部干燥以保证麻醉效果，表面麻醉起效后在增生物根方注射阿替卡因或甲哌卡因行局部浸润麻醉；

3. 麻醉起效后（2~5 分钟），以尖刀片分别从增生物近中及远中沿龈沟切开，深达骨面；

4. 以骨膜剥离器分别沿切口向增生物方向分离软组织及增生物，以口腔科镊钳夹增生物并小心去除；

5. 以小刮匙去除牙间多余结石及肉芽组织，仔细清理术区，压迫止血，对于部分创面较大者可借助牙周塞治剂、可吸收止血材料、电凝，以及激光帮助止血。

【注意事项】

1. 对于系统性疾病或药物引起牙龈增生的患儿，应明确患儿全身情况是否稳定，是否能够耐受手术；

2. 对于牙周健康情况较差的患儿，应定期行牙周治疗并加强口腔卫生指导，并在手术开始前完成牙周治疗；

3. 由于牙龈增生常来源于牙周膜及根尖的上皮剩余，术后复发率高，应强调多次手术，甚至拔牙的可能性；

4. 除常规手术治疗，牙龈修整术还可使用激光治疗，该治疗方法具有疼痛少、创伤小、术后反应小的优点，但使用过程中需注意防护；

5. 局部麻醉下手术患儿主观体验较强，术前应评估患儿是否适合局麻下治疗，必要时可以采用其他麻醉方式，如口服药物或笑气辅助镇静，静脉 - 吸入复合麻醉等。

（四）黏液腺囊肿摘除术

【概述】

对因进食时物理刺激、咬合创伤等导致的口腔小唾液腺发生的外渗性或潴留性黏液腺囊肿采取的切除手术。

【器械选择】

一次性口腔检查盘、表面麻醉 / 局部麻醉药、注射器、纱球、棉签、口腔科镊、刀柄、刀片、针持、组织剪、缝线;必要时可选用激光。

【适应证】

1. 进食尖锐食物或异物刺激口腔黏膜后,局部创伤引起口腔内黏液腺囊肿经久不愈,反复消长,影响进食及美观者;

2. 由于牙列拥挤、牙尖尖锐反复咬伤黏液腺腺泡造成黏液腺囊肿经久不愈,通过改正不良习惯、调磨牙尖等仍无法缓解者。

【禁忌证】

1. 患有全身系统性疾病不能承受局麻手术或术后可能存在严重并发症者;

2. 精神智力障碍的儿童不能配合手术或术后止血等措施。

【操作步骤】

1. 对于有明显牙列拥挤、牙尖尖锐患儿,应先行调整牙齿排列或调磨尖锐牙尖,降低术后复发及二次损伤风险;

2. 黏液腺囊肿周围黏膜表面拭干后以表面麻醉药物涂布并保持30~60秒,确保表面麻醉过程中局部干燥以保证麻醉效果,表面麻醉起效后在从侧方穿刺并向黏液腺囊肿基底部注射阿替卡因或甲哌卡因行局部浸润麻醉;

3. 麻醉起效后(2~5分钟),以圆刀片在黏液腺囊肿周围行梭形切口,切开黏膜;

4. 以组织剪沿梭形切口钝性分离囊肿,并完整摘除黏液腺囊肿;

5. 棉球拭干创面后,仔细分离创缘黏膜,小心钝性分离并去除创缘部位的黏液腺腺泡;

6. 缝合关闭黏膜创面,避免误伤创缘周围腺泡,缝合完善后压迫止血。

【注意事项】

1. 黏液腺囊肿多是由机械创伤引起的外渗性囊肿,术前仔细检查并去除刺激因素,术后改正不良习惯是避免复发的重要保证;

2. 对于二次创伤导致的黏液腺囊肿破裂,无法明确囊肿边界者,应推迟手术时间,待局部创伤反应消退,囊肿边界清楚后再行手术治疗;

3. 除常规手术治疗,黏液腺囊肿摘除术还可使用激光治疗,该治疗方法具有疼痛少,创伤小,术后反应小的优点,但使用过程中需注意防护;

4. 局部麻醉下手术患儿主观体验较强,术前应评估患儿是否适合局麻下治疗,必要时可以采用其他麻醉方式,如口服药物或笑气辅助镇静,静脉 - 吸入复合麻醉等。

（王 了）

第四节 儿童牙病治疗中的 护理操作常规

一、儿童口腔常规门诊护理

（一）术前

【操作步骤】

1. 完善患儿基本信息 对初次就诊的患儿，核对患儿病历首页的基本信息，包括患儿姓名、性别、年龄、父母姓名及联系方式。初步询问患儿有无全身系统性疾病史、家族史、过敏史等，并将所得信息及时提供给主诊医师。

对复诊患儿，在核对患儿的姓名后询问上次就诊后的情况，如牙痛是否缓解、肿胀是否消退等。查看上次就诊的病历记录，了解这次就诊的主要目的，并做好相应治疗前的准备。

2. 行为引导 根据患儿的年龄及相应的认知水平协助医师进行治疗前的行为引导，缓解患儿的紧张或恐惧心理。告知家长术中的注意事项，让家长了解如何配合医师的治疗操作，在治疗过程中和家长一起尽力，保障医疗安全，协助医师顺利完成治疗。

3. 用物的准备

（1）常规用品：器械盘（口镜、探针、镊子）、治疗巾、咬合垫、三用枪喷头、口杯、高/低速手机、强/弱吸引器、无菌手套、各型车针、防护用具、咬合纸、打磨抛光系统。

（2）局部麻醉用品：表面麻醉剂、局部麻醉药品、局部麻醉注射器或计算机程控麻醉仪、1% 碘伏、消毒棉签。

（3）隔湿用品：橡皮防水障系统、扩口器、大/小棉卷。

（4）粘接用品：酸蚀剂、粘接海绵棒、粘接剂、树脂充填材料、树脂充填器械、光固化灯。

（5）拔髓、根管预备用品：不同型号的拔髓针、H锉、K锉、超声根管预备装置。

（6）根管冲洗用品：冲洗空针、3% 过氧化氢溶液、2%~5.25% 次氯酸钠溶液、0.9% 生理盐水。

（7）儿童口腔科临床治疗技术的器械准备。

1）预防性树脂充填术：①常规用品、隔湿用品、粘接用品同前；②其他物品：树脂及窝沟封闭材料。

2）乳前牙树脂冠套修复术：①常规用品、局部麻醉用品、隔湿用品、粘接用品同前；②其他物品：金冠剪、75% 乙醇棉球、止血凝胶、前牙树脂冠套、树脂材料。

3）乳磨牙金属预成冠修复术：①常规用品、局部麻醉用品、隔湿用品同前；②其他物品：金冠剪、缩颈钳、止血凝胶、乳牙金属预成冠、75% 乙醇棉球、粘接用玻璃离子水门汀、调拌刀和调拌纸。

4）乳牙及年轻恒牙牙髓病治疗：①常规用品、局部麻醉用品、隔湿用品、根管冲洗用品、粘接用品同前；②其他物品：盖髓剂、氧化锌丁香油酚暂封膏、玻璃离子水门汀、医用凡士林。

5）乳牙根尖周病治疗：①常规用品、局部麻醉用品，拔髓、根管预备及根管冲洗用品，隔湿用品、粘接用品同前；②其他物品：吸潮纸尖、乳牙根管消毒糊剂、乳牙根管充填糊剂、氧化锌丁香油酚暂封膏、玻璃离子水门汀、医用凡士林。

6）年轻恒牙根尖周病治疗：①常规用品、局部麻醉用品，拔髓、根管预备及根管冲洗用品，隔湿用品、粘接用品同前；②其他物品：吸潮纸尖、根管消毒糊剂或三联抗生素糊剂、根尖诱导或牙髓再生制剂、氧化锌丁香油酚暂封膏、玻璃离子水门汀、医用凡士林。

7）乳牙及年轻恒牙外伤松牙固定术：①常规用品、局部麻醉用品、隔湿用品、粘接用品同前；②其他物品：眼科剪、0.9% 生理盐水、钢丝（用于树脂 - 钢丝弹性固定）、超强石英纤维（用于树脂 - 超强石英纤维固定）。

8）年轻恒牙外伤简单冠折前牙修复术：①常规用品、隔湿用品、粘接用品同前；②其他物品：光固化灯、光固化树脂材料、护髓剂、充填器械。

（二）术中

1. 医疗安全

（1）保持警惕：因患儿年龄较小，不能随意控制自己的情绪及动作，在治疗过程中，护理人员应随时保持警惕，防止患儿突然动作而造成医疗安全不良事件的发生。

（2）传递器械时注意患儿的心理保护：建议四手操作时的器械传递避开

患儿视线,特别是对尖锐器械的传递,以免引起患儿恐惧。

（3）协助医师做好术中行为管理,必要时行保护性固定：根据不同年龄段孩子的心理特点,可通过正性强化、分散注意力、模范作用、语音控制、笑气／氧气吸入镇静等多种行为管理模式,协助医师做好术中行为管理,提高医疗质量和保障医疗安全。

2. 护理配合

（1）预防性树脂充填术

1）调节好光源,安装高速手机及车针,医师在进行去除龋坏组织操作时,及时吸唾,注意保护软组织,保持术野清晰；

2）协助清洁并干燥制备好的窝洞；

3）传递酸蚀剂以酸蚀牙面,冲洗牙面时,及时吸掉多余的唾液及水分,保持术区清洁与隔湿；

4）将粘接海绵棒蘸取适量粘接剂传递给医师,协助固化照射；

5）传递树脂充填材料及窝沟封闭材料行窝洞充填和窝沟封闭,协助固化照射,传递窝沟封闭剂,协助完成光照固化；

6）调𬌗、抛光：更换高速手机及抛光器械,传递咬合纸,协助打磨、抛光；

7）治疗结束：协助患儿下椅位,分类整理用物,整理诊疗单元。

（2）乳前牙树脂冠套修复术

1）局部麻醉：蘸取适量的表面麻醉剂传递给医师进行患牙唇、舌侧牙龈的表面局部麻醉,将蘸有1%碘伏的消毒棉签传递给医师进行局部消毒,将安装好局部麻醉药品的注射器或计算机程控麻醉带针手柄传递给医师,协助进行局部麻醉,传递时应避开患儿视线,以免引起患儿恐惧；

2）调节好光源,协助医师安装好橡皮防水障,治疗过程中注意患儿口腔软组织的保护；

3）将试好的树脂冠套用75%乙醇棉球消毒,吹干备用；

4）传递酸蚀剂以酸蚀牙面,协助医师冲洗牙面,及时吸干多余的水分和唾液,保持牙面清洁干燥、不被唾液污染；

5）将粘接海绵棒蘸取适量粘接剂传递给医师,协助照射固化；

6）将树脂充填材料注入备好的树脂冠套内（约冠套的2/3容量）传递给医师,协助医师去除牙颈部和排溢孔溢出的多余充填材料,协助医师完成光照固化,待医师取下冠套,更换车针,协助调𬌗、抛光；

7）治疗结束：协助患儿下椅位,分类整理用物,整理诊疗单元。

（3）乳磨牙金属预成冠修复术

1）局部麻醉：同乳前牙树脂冠套修复术中的局部麻醉；

2）安装高速手机及车针，医师进行牙体预备时应及时吸唾，并保护口内软组织；

3）医师试戴金属预成冠时，传递金冠剪、缩颈钳以修整预成冠；

4）协助医师保持术区干燥，患牙彻底隔湿；

5）将试好的金属预成冠用75%乙醇棉球消毒，吹干，调拌适量的粘接用玻璃离子水门汀，装进金属预成冠中（容量约为预成冠的2/3）传递给医师；

6）金属预成冠粘接到预备好的基牙上后传递牙线，协助医师清洁患牙颈缘和邻面；

7）治疗结束：协助患儿下椅位，分类整理用物，整理诊疗单元。

（4）乳牙及年轻恒牙牙髓切断术

1）局部麻醉：参照乳前牙树脂冠套修复术中的局部麻醉；

2）调节好光源，协助医师安装好橡皮障，去除龋坏组织后，更换干净的消毒车针用于开髓，及时吸干唾液及水分，避免污染，过程中注意保护患儿的口腔软组织；

3）将3%过氧化氢溶液、2%~5.25%次氯酸钠溶液、0.9%生理盐水冲洗液依次传递给医师交替冲洗，及时吸干唾液及水分，保持术区清洁与隔湿；

4）调制适量盖髓剂，传递于医师，准备生理盐水小棉球，用于止血；

5）传递暂封材料进行窝洞的封闭；

6）复诊：如需进行充填，请参考充填术的护理操作；

7）需行预成冠修复时，请参照预成冠修复术护理操作。

（5）乳牙牙髓摘除术及根管治疗术

1）局部麻醉：参照乳前牙树脂冠套修复术中的局部麻醉；

2）调节好光源，协助医师安装好橡皮障，去除龋坏组织，及时吸唾，过程中注意保护患儿的口腔软组织；

3）根据需要安装不同型号的拔髓针于神经髓柄上传递给主诊医师；

4）拔髓后选择合适的H型、K型扩锉针传递给医师用于预备根管，将3%过氧化氢溶液、2%~5.25%次氯酸钠溶液、0.9%生理盐水冲洗液依次传递给医师交替冲洗，及时吸唾；

5）协助清洁并干燥备好的窝洞；

6）将乳牙根管消毒糊剂传递给医师行根管封药；

7）传递暂封材料进行窝洞封闭；

8）乳牙根尖周炎的患儿复诊时，协助医师重新预备根管并进行同前的根管冲洗消毒，及时吸唾，传递适量纸尖以干燥根管；

9）将乳牙根管充填糊剂传递给医师行根管充填；

10）传递牙体修复材料给医师行牙体缺损修复；

11）治疗结束：协助患儿下椅位，分类整理用物，整理诊疗单元；

12）需行预成冠修复时，请参照预成冠修复术护理操作。

（6）年轻恒牙根尖诱导成形术

1）局部麻醉：参照乳前牙树脂冠套修复术中的局部麻醉；

2）调节好光源，协助医师安装好橡皮障，术中及时吸唾，保持术区清洁与隔湿。治疗过程中注意保护患儿的口腔软组织；

3）根据需要安装不同型号的拔髓针于神经髓柄上传递给主诊医师；

4）拔髓后选择合适的 H 型、K 型扩锉针传递给医师进行根管预备，将 3% 过氧化氢溶液、2%~5.25% 次氯酸钠溶液、0.9% 生理盐水冲洗液传递给医师交替冲洗，及时吸干唾液及水分；

5）传递适量纸尖干燥根管；

6）将根尖诱导制剂传递给医师行根管内封药及根尖诱导；

7）调制适量玻璃离子水门汀，传递给医师，用于暂时性充填；

8）治疗结束：协助患儿下椅位，分类整理用物，整理诊疗单元。

（7）乳牙及年轻恒牙外伤松牙固定术

1）局部麻醉：参照乳前牙树脂冠套修复术中的局部麻醉；

2）传递生理盐水棉球以清洗牙面；

3）患牙复位后，传递酸蚀剂以酸蚀牙面，冲洗牙面时，及时吸干唾液及水分，保持术区清洁与隔湿；

4）粘接海绵棒蘸取适量粘接剂传递给医师，协助照射固化并放置松牙固定材料，传递流动树脂，完成固化；

5）传递咬合纸和抛光器材，协助调𬌗、打磨、抛光；

6）治疗结束：协助患儿下椅位，分类整理用物，整理诊疗单元。

（8）年轻恒牙外伤简单冠折行前牙修复术

1）调节好光源，协助医师安装好橡皮障，术中及时吸干唾液及水分；

2）传递酸蚀剂以酸蚀牙面,冲洗牙面时,及时吸掉多余的唾液及水分,保持术区清洁与隔湿;

3）粘接海绵棒蘸取适量粘接剂传递给医师,协助固化照射;

4）传递充填材料行前牙牙体缺损修复,协助完成固化;

5）传递咬合纸和抛光器材,协助调𬌗、打磨、抛光;

6）治疗结束:协助患儿下椅位,分类整理用物,整理诊疗单元。

（三）术后

1. 口腔健康宣教　根据患儿口腔疾病及所进行的不同治疗,向患儿及家长进行相应的口腔健康宣教,告知养成良好的口腔卫生习惯、掌握正确的刷牙方法、认真刷牙和使用牙线的重要性;指导患儿家长调整孩子饮食结构,多进食健康食物,均衡营养。

2. 术后注意事项　根据不同疾病的病情特点及处置方式,向患儿及家长交代术后注意事项。

3. 预约复诊,定期复查　为患儿预约复诊号,交代家长定期复查的重要性。

（徐庆鸿　冯　婷）

二、全身麻醉下儿童牙病综合治疗护理

（一）术前

【操作步骤】

1. 巡回护士

（1）病历完善:完善病历中相关护理文书;

（2）安全核查:首次与手术医师、麻醉师共同完成手术安全核查;

（3）通道建立:遵医嘱准备好静脉液体并完成静脉通道的建立;

（4）器材准备:根据治疗计划备好术中所需各种手机、器械、冲洗液体等;

（5）口内像采集:与椅位护士协作,完成患儿术前口内照片的拍摄。

2. 椅位护士

（1）器械及材料准备:根据治疗计划准备好治疗所需的各种器材,如光固化灯、吸唾管、拉钩、橡皮障及反光板等;

（2）角膜保护:待麻醉诱导（气管插管）成功后,使用透明敷贴固定患儿上下眼睑,使之完全闭合,以保护角膜;

（3）术区准备：在巡回护士的协助下,利用包头巾将患儿头发包裹其内,并妥善固定气管插管,避免发丝散落在口周,污染术区。

【注意事项】

1. 严格执行查对制度;

2. 术前与患儿家长确认患儿禁食禁饮时间。

（二）术中

【操作步骤】

1. 巡回护士

（1）安全核查：手术开始前,再次与手术医师、麻醉医师共同完成手术安全核查;

（2）记录手术开始时间;

（3）监测：严密监测生命体征,控制静脉补液量。

2. 椅位护士

（1）调整光源：适时调整手术无影灯,保证术区光源充足。

（2）四手操作：熟练地配合手术医师进行四手操作,包括①充分吸唾,保证术区的干燥;②适时冲洗口镜,保证手术医师反光操作术区的清晰;③根据需要,为手术医师调拌、传递所需材料。

【注意事项】

1. 严密观察患儿术中生命体征,准确记录出入量;

2. 纵观全局,紧密配合,快速熟练地配合医师完成各项操作。

（三）术后

【操作步骤】

1. 巡回护士

（1）安全核查：与手术医师、麻醉师共同完成手术安全核查,记录手术结束时间;

（2）口内像采集：与椅位护士协作,完成患儿术后口内照片的拍摄;

（3）转运患儿：与手术医师、麻醉师共同将患儿送入麻醉复苏室,并与复苏护士完成患儿的交接。

2. 椅位护士

（1）对插管全麻患儿,协助麻醉师完成气管拔管;

（2）拆除包头巾、眼贴膜,清洁患儿颜面部;

（3）与巡回护士共同清点各类器械,并用1%多酶稀释液将其进行浸泡预处理。

3. 复苏护士

（1）患儿交接：与巡回护士完成患儿交接，交接内容包括患儿基本信息、手术内容、术中生命体征、静脉通道、皮肤状况等；

（2）生命体征监测：密切监测患儿生命体征，每15分钟记录一次患儿心率、呼吸、血压、血氧饱和度，观察患儿有无恶心呕吐，气道是否通畅等情况；

（3）患儿安全：患儿在复苏过程中可能发生躁动，复苏床的床挡应保持在启用状态，防止患儿发生跌倒坠床；

（4）术后指导：结合患儿手术内容，向家长交代术后指导，并协助医师预约好复诊时间；

（5）离院安排：结合患儿生命体征、麻醉复苏评分，遵医嘱准予患儿离院。

【注意事项】

1. 巡回护士与复苏护士根据交接班制度完善患儿交接，保证患儿复苏期间的生命安全；

2. 预防跌倒坠床等不良事件的发生。

（王洁雪）

第四章

咬合发育管理诊疗与操作常规

第一节　咬合发育管理的检查与分析

一、一般情况

仔细询问主诉、现病史、既往病史、家族史及全身情况。特别注意询问身高、体重及患儿全身发育情况，评估患儿生长发育情况。通过评估骨龄、观察第二性征及牙齿发育状况评估患儿是否存在生长潜力。

二、儿童咬合发育的检查

（一）口内检查

1. 咬合检查

（1）前后牙咬合关系

1）前牙咬合：检查前牙覆𬌗、覆盖情况，是否存在开𬌗、对刃𬌗、反𬌗、深覆𬌗、深覆盖等情况。

2）后牙咬合：检查磨牙的安氏分类关系，尖牙、前磨牙、磨牙是否存在开𬌗、反𬌗、锁𬌗等情况。

（2）乳牙期及混合牙列期的磨牙咬合关系：上下颌第二乳磨牙的远中面关系对将来恒牙列咬合关系的建立非常重要。乳牙列及混合牙列在牙尖交错位时，根据第二乳磨牙远中面即终末平面的位置可分为终末平面平齐、终末平面近中阶梯与终末平面远中阶梯。

1）终末平面平齐时，在侧方𬌗替换时期，下颌第一磨牙可利用替牙间隙（Leeway space）前移，达到Ⅰ类咬合；

2）终末平面为近中阶梯时，可能达到Ⅰ类咬合，但有的也可能形成Ⅲ类咬合；

3）终末平面为远中阶梯时，多发展为Ⅱ类咬合，也有少数经替牙间隙调整至Ⅰ类咬合。

（3）是否存在危害口腔健康的潜在错𬌗因素

1）前牙深覆盖：研究表明前牙深覆盖，特别是前牙唇向倾斜错位的患者，更容易在运动摔倒、受到击打等情况时损伤前牙，发生牙外伤。因此建议存在前牙深覆盖的患儿应及早于儿童正畸医师处检查，必要时尽早矫治，如无条件矫治或需继续观察，则建议在运动时配戴运动护齿套。

2）咬合创伤：替牙时可能存在个别牙错位并与对颌牙出现咬合创伤的情况，不仅对于该错位牙的牙周、牙根发育有影响，严重的咬合创伤还会引起患者口周颌面部肌肉应激反应，造成颌面部肌肉紊乱，下颌为避免创伤前伸或后退，形成反𬌗或下颌后缩，颌面部肌肉的紊乱还可能进而造成颞下颌关节问题。因此强调替牙列初期的常规口腔检查，如检查发现存在年轻恒牙的咬合创伤，建议尽早纠正。

3）严重深覆𬌗的患者下颌前牙可能咬在上颌切牙乳头处，内倾性深覆𬌗患者上颌前牙还可咬在下颌唇侧牙龈处，造成黏膜损伤，建议在替牙列初期尽早解决。

2. 牙弓／基骨弓发育检查

（1）牙弓检查：应注意判断牙弓的对称性及上下颌牙弓形态是否协调一致，可在口内直接观察或用透明坐标纸放置于牙𬌗模型上检查。检查上下咬合线是否平滑、连续（咬合线是通过每颗上颌磨牙中央窝和上颌尖牙及切牙舌隆突的平滑曲线，同时该曲线也应通过下颌牙齿的颊尖和切缘），并在口内直接观察腭穹隆形态。腭盖高拱出现在口呼吸或吮指习惯的儿童时，是上颌牙弓狭窄的重要指针。

在模型上用卡尺测量上下颌牙弓宽度、长度，评估牙弓大小。在上颌模型上，通过测量上颌第一磨牙中央沟连线的中点到腭盖顶部表面的垂直距离作为腭盖高度。

（2）牙弓与基骨弓关系：WALA嵴。

WALA嵴：为紧贴下颌膜龈联合稍上方的软组织带，基本在牙齿旋转中心水平面上，现认为其能有效地代表基骨弓形。

中心轴线：指通过所有牙的FA（facial-axis）点，即冠中心点的一条假想线,代表了牙弓的形态。

对于理想殆来说,从殆面观察,FA 点与 WALA 点间有较为恒定的距离。临床中常需要通过 WALA 嵴来检查牙弓与基骨弓是否匹配。当牙弓宽度明显小于基骨弓宽度时,则提示牙弓狭窄的可能。

（李小兵　张扬根）

3. 牙发育检查　一般通过拍摄全景片观察乳恒牙发育的整体状况。一般检查牙齿数目、牙齿形态,同时检查乳牙根吸收程度、恒牙萌出方向及上下颌颌骨情况。

（1）牙数目异常:额外牙不仅影响恒牙胚的正常发育方向,而且常常阻碍恒牙的正常萌出,造成邻牙的扭转、异位和牙列拥挤。个别牙的先天缺失常造成异常间隙以及前牙覆殆、覆盖的异常变化。当多颗牙缺失时,不仅会影响牙齿排列和咬合关系,而且还会引起颜面形态的不协调（如由于牙槽骨发育不足造成面下 1/3 过短）。

（2）牙形态异常:融合牙、过大牙、过小牙都可以使牙弓周长的大小和殆关系异常,如前牙的畸形舌尖,可因咬合时早接触,致使患牙唇侧移位。融合牙位处继承恒牙常有缺失。

（3）牙替换异常

1）乳牙滞留可导致恒牙异位萌出。

2）乳牙早失:单侧乳前牙早失常表现为萌出牙中线偏斜。乳磨牙早失常表现为牙弓长度缩短,第一恒磨牙前移以及恒前牙的舌倾。

3）恒牙异位萌出:常见于尖牙及上颌第一恒磨牙。由于第一恒磨牙近中倾斜萌出,压迫第二乳磨牙远中根致第二乳磨牙远中根吸收,致使第二乳磨牙早失从而发生第二乳磨牙间隙丧失,第二前磨牙萌出困难或异位。下颌第一恒磨牙舌侧的异位萌出,易造成磨牙锁殆。

4）牙萌出不正:牙萌出后扭转、倾斜,可能导致牙齿咬合干扰。

5）磨牙前移:若是上颌磨牙前移,第一磨牙关系可能表现为远中或完全远中关系;若下颌磨牙前移,可表现为第一磨牙的近中关系。若上下磨牙均有前移,第一磨牙关系仍可保持中性关系。

（王娅婷）

（二）口腔软组织检查

口腔软组织检查应包括唇舌系带的形态及附丽、舌体的大小位置和姿势、咀嚼肌的功能、唇部的形态及颏肌紧张度。

应注意若上唇系带附丽过低,可导致中切牙间出现间隙,此时若牵动上唇系带,可见切牙乳突处发白。幼儿的上唇系带附丽均较低,随上牙槽的垂直生长,其附丽可逐渐升高。舌体过大者可见舌体有牙齿印记、牙列存在散在间隙;舌体过小或位置异常以及异常的舌肌功能可导致内外肌力不均衡,从而引起牙弓狭窄、开𬌗等问题。应注意静止与动态相结合观察唇的形态有无异常,是否存在"唇闭合不全"或"微笑露龈",还应注意观察有无外翻唇、内吮唇、下唇位于上切牙后方等问题。而颏肌紧张患者常在上下唇勉强闭合时,颏部软组织呈"高尔夫球样"。

(李小兵 徐舒豪)

(三)口腔功能检查

1. 口腔呼吸功能 对于疑似口呼吸者,应检查是否存在腭盖高拱、下颌后缩、开唇露齿、牙弓狭窄及上颌前牙前突等"腺样体面容"特征;检查患者X线头颅侧位片是否存在腺样体肥大及气道狭窄等症状;同时建议前往耳鼻喉科进行鼻呼吸功能以及睡眠呼吸暂停综合征等相关检查。

2. 口腔咀嚼功能 口腔咀嚼功能异常指患儿无法正常咀嚼或吞咽食物,通常由牙性因素或神经肌肉因素造成。排除脑瘫等严重神经肌肉疾病后,检查患儿是否存在严重龋齿、牙缺失和严重错𬌗畸形,是否存在明显牙槽骨及颌骨发育不良或面型不对称,是否存在偏侧咀嚼等不良习惯。

3. 发音功能 发音功能异常可表现为音调异常、发音不清及发音失真等。排除发音器官异常和听力障碍后,检查患儿齿摩擦音、舌齿停顿音、唇齿摩擦音等特定音节的发音情况,与口内错𬌗畸形对照,完善诊断与治疗计划。

4. 下颌运动检查 下颌运动功能异常通常与颞下颌关节疾病和下颌骨结构异常有关。临床中应检查患儿下颌前伸、开闭口及侧方运动范围是否正常及运动过程中下颌是否存在明显偏斜;检查患儿下颌运动时颞下颌关节是否存在疼痛、弹响或杂音等症状;通过影像学检查评估患儿是否存在髁突及下颌升支等结构异常。

5. 咬合干扰及创伤检查 对于乳牙期及替牙期患儿,由于关节结节尚未发育完全以及牙齿萌出和替换尚未完成,难以准确确定正中关系,很难像成年人一样全面评估咬合状况。但仍应检查下颌运动过程中是否存在咬合干扰,检查尖牙是否存在磨耗不足或后牙是否存在磨耗过度等症状,并询问患儿家长是否存在夜磨牙等不良习惯。

(李小兵 易俭如)

（四）儿童姿势检查

观察患儿的站姿、走路姿势、头颈位置、头颈部运动状态及脊柱生理弧度。驼背、腺样体肥大、口呼吸、哮喘等的患儿可能存在耸肩、驼背、头颈及下颌后下旋转的情况，造成头颈肌肉的不协调，从而形成或加重错𬌗畸形。可通过侧位片确定颈椎形态的类型（前弯型、直立型、后弯型），通过触诊检查胸锁乳突肌、斜方肌等的对称性及紧张度，应结合肌功能检查综合判断。

（彭怡然）

（五）口腔不良习惯检查

口腔不良习惯包括不良吮指、口呼吸、舌习惯、唇习惯、偏侧咀嚼以及下颌前伸等，一般通过问诊、视诊等方式进行检查。

1. 吮指习惯　检查手指是否有胼胝体，或手指茧。

2. 口呼吸习惯　前牙牙龈红肿、龈炎，检查呼吸道有无阻塞。

3. 舌习惯　吐舌吞咽、伸舌习惯等，可造成前牙开𬌗。

4. 唇习惯　唇闭合不全、开唇露齿，深覆盖常伴下唇内卷。

5. 偏侧咀嚼　废用侧常见软垢堆积。严重者造成下颌偏斜。

6. 下颌前伸　视诊发现，下颌可后退。长期的下颌前伸习惯可造成骨性下颌生长过大。

（郭维华）

（六）面像

面像分析包括正面像分析、侧面像分析，可采用 2D 摄影或者 3D 扫描进行分析。

1. 正面像分析　因患儿生长发育尚未完成，其面下 1/3 往往偏短。除一般分析项目外，应观察患儿是否有唇闭合不全、露龈微笑、下颌功能性偏斜，以及其他与口腔不良习惯相关的面像表现。值得注意的是，7 岁以前的患儿，因其唇肌张力发育略显不足，可能也会出现唇闭合不全。

2. 侧面像分析　因为上下颌骨存在"差异性生长"，患儿下颌常略显后缩。恒牙列初期患儿的上下唇常位于"E 线"以前。

（李小兵　张扬根）

（七）影像学检查

影像学检查是儿童咬合临床检查的重要部分，是直观观察儿童牙发育及颅颌面硬组织发育的主要手段。考虑到儿童生长发育的特殊阶段，应当尽量避免不必要的放射暴露。

1. 全景片检查　相比全牙列根尖片检查,全景片能观察更多的牙与牙槽骨状态。常用于检查全口牙列发育情况、恒牙乳牙替换情况、恒牙牙胚发育情况、有无额外牙或阻生牙、先天缺牙、上颌窦与上颌后牙牙根关系、颌骨对称性及下颌髁突形态。

2. 根尖 X 线片　了解个别牙齿冠根及牙周情况。

3. X 线头颅侧位片检查　检查颅底、颌骨、牙齿相互关系,了解颅颌面各结构关系及可能的错𬌗机制。序列 X 线头颅侧位片检查还可了解颅面生长发育情况。利用 X 线头颅侧位片颈椎形态可判断患儿生长发育时期。制订错𬌗畸形矫治计划及评估预后必须检查 X 线头颅侧位片。

4. CBCT 检查　CBCT 能提供颅面𬌗三维信息,避免了二维影像学资料的结构重叠阻挡,直观地展现颅颌面部硬组织形状及彼此空间位置关系。临床中医师主要针对以下三种情况需要考虑使用 CBCT。

（1）牙位置发育异常:异位萌出牙或者埋伏阻生牙,需要手术拔除或者暴露正畸牵引前,通过 CBCT 可了解阻生、异位牙相邻骨组织及与相邻牙的关系。

（2）牙形态发育异常:弯根牙牵引前,CBCT 检查牙根发育情况及与相邻骨组织关系。

（3）儿童错𬌗需种植体最大支抗:CBCT 检查牙槽骨形态与大小。

通过当代软件和计算机技术,可以将 CBCT 三维影像转化为全景片和 X 线头颅侧位片。

5. 颅面螺旋 CT 检查　螺旋 CT 相比现阶段的 CBCT 的最大优势在于更大的观察视野。螺旋 CT 已经并不是口腔科 CT 检查的首选。螺旋 CT 相比 CBCT 其放射剂量大,花费及造价更高。

（郭维华　曾　皓）

（八）模型分析及三维扫描模型分析

1. 牙弓长宽测量　以 FA 点,即临床冠中心点,作为牙弓宽度和长度测量标记点。采用游标卡尺进行测量,牙弓前段宽度为两侧尖牙 FA 点之间的宽度;牙弓中段宽度为两侧第一前磨牙 FA 点之间的宽度;牙弓后段宽度为两侧第一磨牙 FA 点之间的宽度。前段、中段、后段牙弓长度分别为中切牙 FA 点连线的中点至双侧尖牙、第一前磨牙、第一磨牙 FA 点连线的距离。Howes 指数常用于预测牙弓周长是否足以容纳所有牙齿。

2. 成都地区儿童牙弓生长发育标准值　按照 Hellman 咬合发育分期,各期儿童牙弓及基骨弓（WALA 嵴）长度及宽度均值见下表 4-1-1~ 表 4-1-4（单位 mm）。

表 4-1-1　ⅡC 期 - 第一恒磨牙及恒前牙萌出期（约 5~7 岁）

	尖牙区	前磨牙区	磨牙区
上颌牙弓宽度	33.8 ± 1.2	41.2 ± 1.3	54.0 ± 1.3
上颌牙弓长度	5.9 ± 1.0	11.7 ± 1.0	28.7 ± 1.4
下颌牙弓宽度	27.4 ± 1.2	35.3 ± 1.3	50.3 ± 1.4
下颌牙弓长度	4.0 ± 0.9	9.7 ± 1.0	28.0 ± 1.3
下颌基骨弓宽度	28.5 ± 1.1	38.0 ± 1.1	55.6 ± 1.3
下颌基骨弓长度	4.3 ± 0.6	10.0 ± 0.9	28.1 ± 1.3

表 4-1-2　ⅢA 期 - 第一恒磨牙萌出完成期，恒前牙部分或全部萌出完成（约 7~9 岁）

	尖牙区	前磨牙区	磨牙区
上颌牙弓宽度	37.0 ± 1.0	44.4 ± 0.8	57.8 ± 1.4
上颌牙弓长度	7.1 ± 1.1	13.1 ± 1.2	30.8 ± 1.4
下颌牙弓宽度	29.4 ± 1.1	37.7 ± 1.0	53.7 ± 1.8
下颌牙弓长度	4.4 ± 0.7	10.5 ± 1.3	29.3 ± 1.2
下颌基骨弓宽度	30.9 ± 1.2	40.6 ± 1.0	59.3 ± 1.4
下颌基骨弓长度	4.6 ± 0.6	10.7 ± 0.9	29.1 ± 1.3

表 4-1-3　ⅢB 期 - 侧方牙群替换期（约 9~11 岁）

	尖牙区	前磨牙区	磨牙区
上颌牙弓宽度	37.2 ± 1.8	46.1 ± 1.8	57.5 ± 2.1
上颌牙弓长度	8.3 ± 1.2	14.8 ± 1.6	31.7 ± 1.8
下颌牙弓宽度	29.5 ± 1.3	39.1 ± 1.1	52.8 ± 1.8
下颌牙弓长度	5.5 ± 0.9	11.8 ± 1.3	29.3 ± 2.1
下颌基骨弓宽度	30.9 ± 1.6	41.8 ± 1.3	58.0 ± 2.0
下颌基骨弓长度	5.0 ± 0.8	11.3 ± 1.3	29.6 ± 2.0

表 4-1-4　ⅢC 期 - 第二恒磨牙萌出开始期（约 11~13 岁）

	尖牙区	前磨牙区	磨牙区
上颌牙弓宽度	38.7 ± 1.7	47.6 ± 1.2	58.3 ± 1.6
上颌牙弓长度	7.7 ± 1.0	15.2 ± 1.0	31.3 ± 1.3
下颌牙弓宽度	30.3 ± 1.2	40.8 ± 1.2	53.7 ± 1.3
下颌牙弓长度	5.2 ± 0.5	11.9 ± 0.9	28.0 ± 1.7
下颌基骨弓宽度	31.2 ± 1.3	42.7 ± 1.2	59.0 ± 1.2
下颌基骨弓长度	5.3 ± 0.8	11.8 ± 1.2	28.4 ± 1.5

＊数据来源：四川大学华西口腔医院儿童口腔科项目"成都地区替牙期及恒牙粭初期正常粭儿童牙弓发育情况分析"（2016—2017）

三、儿童错𬌗畸形早期矫治需求

虽然儿童错𬌗早期矫治具有早期解除生长限制、简化后期治疗等优点,但不可避免存在一定不足,包括整体治疗时间延长,每位患者在治疗过程中可能会出现多种不同问题;由于不同个体的生长动力存在差异,部分患者可能会对治疗方案反应不佳:如可能对牙齿发育造成医源性损伤;患儿无法配合治疗;患者和家长由于治疗时间过长进而对治疗失去信心等。因此,在对儿童错𬌗畸形进行早期矫治时应尤其注意权衡利弊,明白哪些问题必须早期矫治、哪些问题可以推后矫治以缩短治疗时间。总的来说,当一种错𬌗畸形影响到了儿童的口腔软硬组织健康、牙颌发育及口腔功能时,应当进行早期矫治。而当儿童或其家长有美观需求要求早期矫治时,应与儿童及家长充分沟通后通过早期矫治改善美观,利于儿童身心健康。

（李小兵　徐舒豪）

第二节　儿童错𬌗畸形早期矫治的诊疗常规

一、乳牙列期的错𬌗

（一）乳牙反𬌗

【概述】

乳前牙反𬌗是指牙尖交错位时前牙呈反覆𬌗、反覆盖关系。其病因与遗传和环境因素有关。

【诊断要点】

1. 病史　患者多有口腔不良习惯等原因导致下颌前伸;骨性错𬌗患者有家族史。

2. 临床检查

（1）前牙呈反覆𬌗、反覆盖关系。

（2）下颌能否后退至对刃𬌗。

（3）颜貌及肌功能检查

1）牙性反𬌗：牙和牙槽发育异常，上下颌骨的形态、大小、矢状向关系基本正常，牙尖交错位侧貌正常。

2）骨性反𬌗：有牙和牙槽发育异常，伴有上下颌骨位置失调，牙尖交错位侧貌凹面型，下颌姿势位凹面型。

3）功能性反𬌗：牙尖交错位侧貌凹面型，下颌姿势位正常侧貌。

3. 辅助检查　严重骨性错𬌗患者可辅助 X 线头颅侧位片判断生长型，评估预后。

【治疗原则】

乳牙反𬌗会限制上颌发育，应尽早矫治。患儿若能合作，最佳矫治年龄为3~4 岁。因为此时乳牙牙根发育完全，且未开始吸收，是治疗的最佳时期，而过早的矫治儿童不予合作。

1. 治疗目的　解除反𬌗，恢复下颌正常位置，刺激上颌发育。

2. 矫治器的选择　要根据病因、反𬌗类型，以及乳前牙反覆𬌗、反覆盖的深度选择合适的矫治方法。

3. 上颌𬌗垫活动矫治器　适用于牙性和功能性乳牙反𬌗，要求患儿为中度反覆𬌗，反覆盖较浅，上颌前牙舌倾或较直立，后牙区能获得良好的固位。

4. 下颌斜面导板矫治器　适用于牙列整齐，下颌前牙直立，反覆𬌗深、反覆盖小的患儿。

5. 头帽颏兜　可用于纠正患儿下颌前伸习惯。

乳牙反𬌗的治疗时间一般为 3~6 个月，治疗结束不用保持。

（二）乳牙深覆𬌗

【概述】

深覆𬌗是上下颌牙弓和（或）上下颌骨垂直向发育异常所致的错𬌗畸形。其病因与遗传环境因素有关，即前牙区牙及牙槽高度发育过度和（或）后牙区牙及牙槽高度发育不足。轻中度乳牙深覆𬌗一般观察，不做矫治，患者可随生长自行改善；重度深覆𬌗，伴深覆盖或不良习惯的患儿，建议矫治。

【诊断要点】

1. 病史　乳牙深覆𬌗患者多伴有家族史并常有口腔不良习惯，如咬唇或鼻咽部疾患形成口呼吸习惯。

2. 临床检查

（1）重度内倾型深覆𬌗

1）上颌中切牙内倾；

2）前牙深覆𬌗即上颌前牙牙冠切缘覆盖下颌前牙牙冠长度 1/3 以上,覆盖小于 3mm,前牙呈闭锁𬌗。

（2）重度前突型深覆𬌗

1）上颌前牙前突；

2）前牙深覆𬌗,覆盖大于 3mm。

【治疗原则】

1. 治疗目的　去除病因,破除不良习惯,改正切牙长轴,抑制前牙的过度生长,促进后牙及牙槽的生长。

2. 矫治器的选择　上颌前牙附舌簧的平面导板矫治器,去除咬合锁结,矫正上颌切牙内倾,改正深覆𬌗,让下颌自行向前调整。

3. 乳牙深覆𬌗的治疗时间一般为 3~6 个月,治疗结束不用保持。

（三）乳牙开𬌗

【概述】

开𬌗是上下颌牙弓和（或）上下颌骨垂直向发育异常所致的错𬌗畸形。其病因与遗传、环境因素有关,即前牙及牙槽高度发育不足和（或）后牙及牙槽高度发育过度。

【诊断要点】

1. 病史　乳牙开𬌗患者多有口腔不良习惯,如吐舌、咬物习惯。

2. 临床检查

（1）前牙开𬌗:在牙尖交错位及非牙尖交错位时,上下颌前牙部分牙齿在垂直向无𬌗接触。

（2）前牙萌出不足,后牙萌出过多。

（3）舌的位置:不正常,常位于下颌前牙舌侧,吞咽时占据开𬌗间隙。

（4）面型:严重开𬌗患者呈长面型,面下 1/3 过长。

【治疗原则】

乳牙期开𬌗多是由不良习惯导致的功能性开𬌗。

治疗目的:去除病因,破除不良习惯,如吐舌、舔牙、伸舌、吮拇指等,开𬌗畸形可能自行调整。

矫治器的选择是舌刺矫治器,建立舌的正常位置。

乳牙开𬌗的治疗时间一般为 3~6 个月,治疗结束不用保持。

（四）乳牙深覆盖

【概述】

深覆盖是上下颌牙弓和（或）上下颌骨矢状向位置异常所致的错𬌗畸形。其病因与遗传和环境因素有关。

【诊断要点】

1. 病史　乳牙深覆盖患者多有口腔不良习惯,如咬唇、口呼吸习惯。

2. 临床检查

（1）前牙深覆盖:上下颌前牙间前后向的水平距离超过了 3mm。

（2）上颌切牙唇倾,下颌前牙舌向倾斜。

（3）凸面型,面下 1/3 短。

【治疗原则】

治疗目的:及早去除病因,破除不良习惯,治疗鼻咽部疾患,纠正前牙深覆盖。

矫治器的选择:根据病因选择破除不良习惯的矫治器和附双曲唇弓的平面导板矫治器内收唇倾的上颌前牙。

乳牙深覆盖的治疗时间一般为 12 个月,治疗结束不用保持。

（刘人恺）

二、口腔不良习惯

【概述】

口腔某些不良习惯动作是造成一些错𬌗畸形的原因,称为口腔不良习惯。常见的有咬指习惯、不良舌习惯、不良唇习惯、口呼吸习惯、偏侧咀嚼习惯、下颌前伸习惯等。临床检查需通过视诊及问诊确诊。

【诊断要点】

1. 不良唇习惯

（1）咬下唇习惯:形成上颌前牙前倾和下颌后缩,深覆𬌗、深覆盖等错𬌗表现。下唇常见咬痕。

（2）咬上唇习惯:下颌前伸,可导致前牙反𬌗及近中错𬌗,严重时致下颌前突。上唇可见咬痕。

（3）下唇内卷:指前牙深覆𬌗、深覆盖,下颌后缩时,下唇位于上下颌前牙之间。

2. 不良舌习惯

（1）吐舌:吞咽时吐舌,前牙可见梭形开𬌗。

（2）舔牙：当舌舔上颌前牙时引起上颌前牙唇倾,导致深覆盖。舔下颌前牙时引起下颌前牙前突导致前牙反𬌗。舌同时舔上下颌前牙,牙唇倾出现牙间隙,形成双牙弓前突。

（3）伸舌：舌向前伸置于上下颌前牙间,造成前牙开𬌗。

3. 口呼吸习惯　表现为鼻根内陷,鼻翼萎缩,腭盖高拱;唇外翻,开唇露齿,上颌牙弓狭窄,牙列拥挤,上颌前牙唇倾,深覆盖;下颌顺时针旋转形成长面畸形、下颌后缩。

4. 异常吮指习惯　吮拇指时颊部肌肉收缩,上颌牙弓狭窄,前牙突出;吮其他手指时,手指放在上下颌牙之间可形成前牙或后牙局部小开𬌗。

5. 偏侧咀嚼习惯　废用侧软垢堆积。长期偏侧咀嚼,下颌偏斜,形成功能性单侧后牙反𬌗,严重者形成面型不对称,骨性的下颌偏斜。

6. 下颌前伸习惯　前牙反覆𬌗、反覆盖,严重者下颌骨性前突。

【治疗原则】

首先分析病因,进行行为管理。要求患儿及家长的充分合作,主动纠正口腔不良习惯。不能自行纠正的患儿应尽早戴用矫治器,破除不良习惯,使口腔功能恢复正常,促进牙颌面软硬组织的正常生长发育。

（郭维华　林彦廷）

三、口周肌肉功能及形态异常

（一）唇肌闭合不全

唇肌闭合不全是指上下唇在自然松弛状态下无法闭合、上下唇间隙大于2mm。唇肌闭合不全的常见原因包括解剖性唇过短和上颌牙前突。因解剖性唇过短引起的唇肌闭合不全可通过早期唇肌功能训练取得一定效果。因上颌牙前突造成的唇肌闭合不全表现为上颌牙唇倾、前突于上下唇之间,可通过各类早期矫治手段内收前突的上颌前牙,并配合唇肌功能训练可得到解决。

（二）唇系带过大、附着位置过低

【概述】

幼儿的上唇系带附丽均较低,随上牙槽的垂直生长,其附丽可逐渐升高。但若唇系带过大、附着位置过低可引起上切牙间隙。

【诊断要点】

上唇系带粗大,附丽低,牵动上唇系带,可见切牙乳突处发白;可见粗壮的唇系带嵌入腭中缝形成上颌中切牙间隙。

【治疗原则】

先采用"2×4"技术关闭上颌中切牙间隙,再行外科系带矫治术,舌侧丝固定保持。

（李小兵 徐舒豪）

四、混合牙列期错𬌗

（一）牙萌出不正、牙萌出不齐

【概述】

因牙弓内间隙不足,出现不同程度的牙唇（颊）舌向错位或扭转,可伴有颌骨关系不调、牙弓间关系不调及软组织面型异常。

【诊断要点】

主要依据石膏模型的牙列拥挤度分析或间隙分析,即牙齿排齐所需要的间隙（必需间隙）与牙弓现有弧形长度（可用间隙）之间的关系。混合牙列期因有些恒牙尚未萌出,因此常常需要估计未萌出恒牙的牙冠宽度,可采用X线片预测法、Moyers预测法、Tanaka-Johnson预测法进行混合牙列期的间隙分析。

【鉴别诊断要点】

主要是鉴别暂时性拥挤和永久性拥挤。

应对牙列拥挤进行间隙分析,做出正确的诊断。

【治疗原则】

应用正畸手段增加骨量和（或）减小牙量,使牙量和骨量协调,同时兼顾牙、颌、面之间的协调性、稳定性及美观性。对于混合牙列期患儿,一般不主张过早拔牙,早期矫治牙列拥挤的关键是疏导及观察。仅对有遗传背景,严重阻碍生长发育及妨碍咬合者,才考虑序列拔牙治疗。

（李小兵 张扬根）

（二）乳牙早失

间隙管理

【概述】

乳牙早失影响正常的咀嚼活动,甚至可影响颌骨的正常生长发育和恒牙胚在颌骨中的正常位置,造成牙替换异常,如牙错位、牙列拥挤等。

【诊断要点】

口腔检查发现乳牙缺失,X线片显示后继恒牙牙根尚未发育或仅形成不到 1/2,牙冠殆面有较厚的骨质覆盖即可诊断为乳牙早失。

【治疗原则】

1. X线片检查 继承恒牙胚发育情况及牙冠殆面骨质覆盖情况,评估是否需要行间隙维持。

2. 检查缺牙部位,个别乳磨牙早失可采用丝圈进行间隙维持,多数乳磨牙早失可考虑采用活动式功能性间隙保持器、固定舌弓式或 Nance 弓式间隙保持器进行治疗。乳前牙缺失可观察暂不做处理。

(三)前牙深覆殆、深覆盖,上颌前牙前倾

【概述】

深覆殆主要形成机制为牙弓与颌骨高度发育不足、前牙区的牙及牙槽高度发育过度、后牙及后牙槽高度发育不足。深覆殆患儿分为牙性深覆殆和骨性深覆殆。

【诊断要点】

1. 牙性深覆殆 主要为上下颌前牙及前牙牙槽过长,后牙及后牙牙槽高度不足所致,颌骨的形态大小基本正常,面部畸形不明显。

2. 骨性深覆殆 不仅有前牙及前牙牙槽发育过度、后牙及后牙牙槽高度发育不足问题,同时伴有颌骨与面部的发育畸形。

【治疗原则】

拍摄 X 线头颅头侧位片,取观察模型,测量分析后鉴别牙性或骨性问题,对症治疗。

1. 牙性深覆殆 主要是破除不良习惯,改正切牙长轴,抑制前牙的过度生长,促进后牙及后牙牙槽的生长。

2. 骨性深覆殆 破除不良习惯,解除妨碍下颌骨发育的因素,促进下颌骨发育,刺激后牙及后牙牙槽的生长,抑制前牙及前牙牙槽的生长,引导面、颌部正常生长。

（王娅婷）

(四)混合牙列期个别牙反殆

【概述】

混合牙列时期,出现个别牙因异位萌出(牙胚位置异常或萌出异常)可能形成个别前牙反殆,常伴错位切牙的早接触及殆创伤,同时由于形成咬合锁结,影响开闭口型,可能影响关节的正常发育。另外,个别牙反𬌗如不矫治,还可能导致功能性错𬌗。个别牙反𬌗危及牙体、牙周健康及口周功能发育,应当及早矫治。

【诊断要点】

1. 前牙因拥挤、萌出错位等造成的个别牙反𬌗;

2. 反𬌗牙早接触,反𬌗的牙齿特别是唇向错位的下切牙可能发生𬌗创伤;

3. 患者面型无明显Ⅱ类、Ⅲ类畸形,X线片确诊患者无骨骼发育畸形,检查反𬌗牙牙周情况;

4. 伴或不伴牙列拥挤。

【鉴别诊断要点】

个别牙反𬌗为牙性反𬌗,应与功能性反𬌗、骨性反𬌗作鉴别诊断。个别牙反𬌗的患者无面型、骨骼的畸形。

【治疗原则】

1. 解除早接触及𬌗创伤,保证牙齿的健康发育;

2. 𬌗垫式矫治器打开咬合,解除反𬌗前牙锁结;

3. 反𬌗牙无足够间隙唇倾时,应先进行间隙拓展或扩弓矫治;

4. 使用舌簧唇倾前牙时,注意矫治器设计,勿过度唇倾;

5. 可使用上颌双曲舌簧𬌗垫式矫治器,或"2×4"局部固定矫治配合𬌗垫打开前牙锁结;

6. 反𬌗解除后检查在牙尖交错位时是否有早接触。

(彭怡然 周陈晨)

(五)混合牙列期牙发育异常

1. 扭转牙

【概述】

牙齿近远中方向发生旋转。前牙扭转丧失间隙,而后牙扭转占据间隙。扭转牙可能造成咬合干扰及𬌗创伤,需及时矫治。

【治疗】

活动矫治器或固定综合正畸治疗。扩大间隙,纠正扭转,去除𬌗干扰及𬌗创伤。

2. 阻生牙

【概述】

阻生牙指牙齿正常萌出受阻。病因可能为牙外伤、乳牙根尖周病变、额外牙、异位牙、牙瘤或囊肿等。阻生牙还与牙龈组织过厚、牙齿冠部牙槽骨吸收障碍或牙萌出动力不足有关。

【诊断要点】

牙齿萌出明显晚于正常萌出时间，X 线检查恒牙胚位于牙槽骨内，牙根基本形成。

【治疗原则】

（1）首先治疗乳牙根尖周病变，拔除额外牙、牙瘤，手术刮治囊肿等；

（2）乳牙外伤后应 X 线定期追踪观察；

（3）牙龈过厚或牙槽骨吸收不足，应手术开窗助萌；

（4）异位牙、弯根牙需正畸治疗结合外科开窗，活动或局部固定矫治技术牵引阻生牙萌出。

3. 易位牙

【概述】

牙列中相邻牙两颗牙齿互换位置萌出，牙序错乱，病因尚不明确。

【治疗原则】

恒牙易位萌出，可造成咬合异常。前牙易位萌出影响前牙形态及美观。

（1）前牙易位萌出，影响美观者，可正畸联合修复治疗修复形态及美观。

（2）后牙易位萌出，不影响美观，若造成咬合异常，可正畸及调𬌗治疗。

（李小兵　黄诗言）

（六）儿童牙弓 / 牙槽骨弓发育不良

1. 儿童牙弓 / 牙槽骨弓宽度不足

【概述】

儿童牙弓 / 牙槽骨弓宽度不调是指上颌或下颌牙弓宽度发育小于正常。错𬌗机制是上下颌牙弓宽度不足，常合并牙槽骨宽度狭窄。其病因与呼吸道阻塞、口呼吸、儿童口腔咀嚼功能不足有关，未发现明显遗传特征。

【诊断要点】

牙弓 / 牙槽骨弓形态大小的检查针对的是牙槽骨形态大小，不涉及上下颌骨的大小位置关系的异常，临床检查包括口内检查及模型检查或 3D 扫描图像分析。

（1）临床检查

1）腭盖高拱：腭顶深；

2）牙弓宽度小于基骨弓宽度，上颌后牙直立，下颌后牙牙冠最突点距 WALA 嵴大于正常值；

3）牙列轻度到中度拥挤。

（2）模型测量或 3D 扫描图像分析

1）牙弓宽度测量：Howes 分析：前磨牙基骨弓宽度比牙量（PMAW/TM），标准值为 44%，当测量值小于 37% 时，牙弓宽度不足，牙列拥挤。

2）腭顶高度测量：腭顶高度大于 18mm 为腭顶高拱（成都地区儿童正常腭顶高度为 12~18mm）。

【治疗原则】

牙弓 / 牙槽骨弓宽度不足的治疗原则是在儿童生长发育阶段，去除不良环境因素，恢复牙弓 / 牙槽骨弓宽度的正常发育。

牙弓 / 牙槽骨弓宽度的发育一般到 12 岁左右完成（下颌尖牙 8 岁完成），所以宽度的塑形治疗的适应证是 6~12 岁的儿童。

矫治器选择：活动的扩弓矫治器（扩大簧或螺旋扩弓矫治器），带颊屏的活动矫治器有去除颊肌张力的作用，对于轻度的宽度不足也有治疗的作用。

牙弓 / 牙槽骨弓宽度发育不足治疗时间一般为 8~10 个月，保持到 12 岁恒牙列初期结束。

2. 儿童牙弓 / 牙槽骨弓长度不足

【概述】

儿童牙弓 / 牙槽骨弓长度是指中切牙邻面接触点与牙弓宽度的连线做垂线的长度，长度不调是指上颌或下颌牙弓长度小于正常。其机制是上下颌牙弓矢状向生长不足，牙弓长度不足常合并牙槽骨长度的异常。其病因与呼吸道阻塞、口呼吸、儿童口腔咀嚼功能不足、唇肌功能紧张等口腔发育环境因素有关，合并骨性反殆的牙弓 / 牙槽骨弓长度不足的患者可能有遗传的因素。

【诊断要点】

牙弓 / 牙槽骨弓形态长度的检查针对的是牙槽骨形态大小，是上下颌骨发育不足的补充。临床检查包括口内检查及模型检查或 3D 扫描图像分析。

（1）口内检查

1）腭盖形态异常：腭顶深，特别是腭盖前部直立，腭顶矢状向前部弧度陡；

2）上下颌前牙直立内倾，下颌前牙牙冠最突点距 WALA 嵴大于正常值；

3）牙列轻度到中度拥挤，前牙覆𬌗、覆盖浅（甚至对刃𬌗或反𬌗）。

（2）模型测量或 3D 扫描图像分析

1）牙弓长度测量：从上下颌中切牙邻面接触点作尖牙间连线、前磨牙间连线以及磨牙间连线的垂线，测量垂线长度，分别代表牙弓前、中、后段的长度。

2）利用（四川大学华西口腔医院）儿童牙弓形态标准值，比较处于不同发育阶段的儿童模型或 3D 扫描图像测量数据与相应的标准值，小于相应发育阶段平均值的为儿童牙弓长度不足。

成都地区恒牙列初期儿童牙弓长度正常值为：①前部长度：上颌 8mm、下颌 5mm；②中部长度：上颌 16mm、下颌 12mm；③后部长度：上颌 32mm、下颌 28mm。

【治疗原则】

牙弓 / 牙槽骨弓长度不足的治疗原则是在儿童生长发育阶段，去除不良环境因素，恢复牙弓 / 牙槽骨弓长度的正常发育。

牙弓 / 牙槽骨弓长度的发育一般到宽度发育完成后 2~3 年结束（14~15 岁，男女可能有性别差异），所以长度的塑形治疗时机应延长到其发育结束前（14~15 岁）。

矫治的机制是促进牙弓 / 牙槽骨弓的矢状向生长，所以带唇挡的活动矫治器、能刺激腭骨向前生长的矢状向螺旋簧矫治器、整体移动前牙及前段牙槽骨的固定矫治（隐形矫治）等是临床可以选择的错𬌗矫治方法。

根据儿童发育，不同矫治方法的牙弓 / 牙槽骨弓长度发育不足治疗时间不同。活动矫治器的矫治时间一般是 8~10 个月，保持到 14~15 岁牙弓长度发育结束。固定矫治（隐形矫治）应注意治疗对牙弓 / 牙槽骨弓长度生长的矫治，在矫治错𬌗的同时，保持到 14~15 岁牙弓长度发育结束。

3. 儿童牙槽骨高度不调

【概述】

儿童牙槽骨高度不调是指上颌或下颌前部或后部牙槽骨高度发育的异常。错𬌗机制是上下颌前后部牙槽高度不足或过大。其病因多与遗传或口腔功能异常有关。

【诊断要点】

牙槽骨高度发育的异常通常与牙的萌出、牙槽骨发育有关,诊断包括头影测量分析、口内检查以及模型检查或 3D 扫描图像分析。

(1)临床检查

1)开唇露齿及露龈微笑;

2)前牙深覆𬌗或开𬌗,后牙萌出过长或不足。

(2)头影测量分析:前后牙槽骨高度异常,面部水平生长型或垂直生长型。

【治疗原则】

牙弓/牙槽骨弓的发育完成顺序是宽度、长度、高度。牙槽骨高度的发育持续时间最长。

牙槽骨高度发育不足的矫治需打开咬合,改变颌面水平生长。

牙槽骨高度发育过度的矫治需要控制牙槽骨垂直向生长,控制下颌的后下旋转。矫治应针对颌骨及牙槽骨的异常生长,选用向后向上施力的口外弓等装置控制颌面生长异常。

牙槽骨高度发育异常治疗时间一般较长,治疗时间可以持续儿童的整个生长发育期。口腔肌功能训练对矫治的保持也很重要。

（李小兵）

(七)儿童开𬌗

【概念】

开𬌗畸形是指上下颌牙列在牙尖交错位及下颌功能运动时无𬌗接触,上下颌牙弓及颌骨垂直向发育异常的一种错𬌗畸形。

【概述】

开𬌗患儿除高度以外,还伴有颌面部长度、宽度不调。开𬌗分为牙性及骨性两类。开𬌗可以是局部的,也可能是广泛性的。

【诊断及鉴别诊断要点】

1. 牙性 主要为牙及牙槽的问题,颌骨发育基本正常,面部无明显畸形。即前牙萌出不足、前牙牙槽高度不足或后牙萌出过长、后牙牙槽发育过度。

2. 骨性 骨性开𬌗患儿除牙及牙槽的问题外,还主要表现为颌骨发育异常。

【治疗原则】

1. 牙性开𬌗 首先应去除病因,破除伸舌习惯,再根据开𬌗形成的不同机制选择正确的治疗方法。

2. 骨性开𬌗 分析病因,如系全身因素(如佝偻病)引起的畸形,则应配合补钙及全身治疗。

(刘人恺)

(八)儿童早期颌面功能异常

1. 功能性错𬌗

(1)功能性下颌偏斜

【概述】

功能性下颌偏斜常由单侧后牙反𬌗等错𬌗畸形造成,不仅影响咬合关系及咀嚼功能,还可影响下颌骨正常发育造成永久性下颌偏斜。

【诊断要点】

1)患儿牙尖交错位时面下份是否存在不对称;

2)患儿下颌姿势位或张口运动时下颌偏斜症状是否存在改善;

3)患儿是否存在单侧后牙反𬌗等潜在功能性因素。

【治疗原则】

1)采用带扩弓的上颌𬌗垫矫治器去除单侧后牙反𬌗等功能因素,改善下颌偏斜;

2)如扩弓治疗结束后下颌偏斜无显著改善,可使用Fränkel矫治器重建咬合;

3)矫治时间一般为6~12个月,治疗结束不用保持。

(2)功能性下颌后缩

【概述】

功能性下颌后缩通常由错𬌗畸形及不良口腔习惯造成,可影响正常咬合关系,严重者可抑制下颌骨发育并影响面型美观。早期解除功能性因素可促进下颌生长,改善下颌后缩。

【诊断要点】

1)患儿牙尖交错位时是否存在上颌前牙舌倾等错𬌗畸形造成的咬合干扰;

2)患儿下颌前伸至正常覆𬌗、覆盖过程中后牙区是否存在咬合干扰;

3)患儿是否存在口呼吸及吮下唇等不良口腔习惯。

【治疗原则】

1）尽早去除影响下颌位置的咬合干扰,破除吮下唇、口呼吸等不良口腔习惯;

2）采用肌激动器等功能矫治器,促进髁突及下颌升支发育,实现下颌前伸;

3）矫治时间一般为 6~12 个月,治疗结束不用保持。

（3）功能性下颌前伸

【概述】

功能性下颌前伸通常由咬合干扰、口腔不良习惯及替牙障碍造成,不仅影响咀嚼功能及美观,还可影响上颌骨正常发育,造成下颌骨过度发育,形成骨性反𬌗。

【诊断要点】

1）患儿是否可自行后退至覆盖正常或切对切的状态;

2）患儿是否存在下尖牙磨耗不足等潜在功能性因素;

3）患儿是否存在后牙严重龋坏、早失,以及替牙障碍;

4）患儿是否存在吮上唇等不良口腔习惯。

【治疗原则】

1）尽早破除吮上唇等不良口腔习惯,修复后牙段牙体及牙列缺损;

2）根据需要促进上颌发育或抑制下颌发育,改善咬合关系及面型;

3）矫治时间约为 12 个月,治疗结束不用保持。

（李小兵　易俭如）

2. 骨性错𬌗

（1）骨性Ⅱ类

【概述】

骨性Ⅱ类错𬌗主要表现为上颌前突和（或）下颌后缩。早期矫治可改善口颌肌肉系统的紊乱,引导软硬组织的正常生长。儿童混合牙列期的骨性Ⅱ类错𬌗,需注意适应证的选择,早期矫治特别是功能矫形适用于轻中度骨性患者。重度Ⅱ类骨性畸形,因患者自身遗传、发育因素,其生长潜力较小,预后较差,应配合正颌外科检查咨询,如重度小下颌患者,需决定是否在儿童时期行下颌骨牵张成骨术。

【诊断要点】

1）侧貌观察:上颌前突和（或）下颌后缩,凸面型;

2）X线头颅定位侧位片及头影测量：ANB角大于5°，注意测量并区分上颌异常、下颌异常，还是两者兼有。

【治疗原则】

1）尽早去除病因及咬合干扰，阻断不良习惯，创造下颌生长环境：如及时破除口腔不良习惯，治疗口呼吸、佝偻病等。存在前牙深覆盖、上颌牙弓宽度不足的患者，可通过设计矫治器扩大牙弓、排齐前牙，为引导下颌向前生长创造有利的环境。

2）及时引导颌骨正常生长：应注意骨性Ⅱ类患者因自身遗传、基因的影响，其生长潜力是低于功能性Ⅱ类的，在与患者交流时注意勿夸大治疗效果，以免产生医患纠纷。①促进下颌向前生长：对存在下颌后缩导致轻中度骨性Ⅱ类的患者，早期功能性矫治可将下颌前导至正常位置，通过肌肉功能的调整和激活，给予下颌正常的生长空间，促进下颌向前生长。应明确患者的生长发育状态，是否有生长潜力，是否处于生长高峰前期。可针对不同的错殆机制采用相应的功能矫治器，如肌激动器、Fränkel矫治器、Twin Block矫治器等。②抑制上颌过度生长：适用于轻中度上颌前突或上颌前突倾向伴下颌后缩的Ⅱ类错殆畸形。由于上颌发育早于下颌，在生长发育的早期进行矫治有利于限制上颌骨向前生长，配合引导下颌向前生长，以建立上下颌正常的矢状向关系。常用的矫治器为带口外弓的头帽装置的肌激动器。③控制垂直向异常生长：明确患者的垂直向生长类型，配合辅助装置控制后牙槽高度，调整垂直向关系。如为了防止后牙槽高度增加，加重下颌后下旋转，高角病例应采用高位牵引，均角患者采用水平牵引。

3）治疗时间的选择：混合牙列期Ⅱ类患者的功能矫形治疗时机尚存在一定争议，是6~9岁即调整下颌位置，还是观察至11岁生长高峰前期再做治疗，可通过以下几个方面综合评估：①存在口腔不良习惯、口呼吸的患者应尽早解决不良习惯；②上颌前牙舌倾，深覆殆的患者即Ⅱ类2分类患者，应尽早解除上颌前牙对下颌向前发育的限制；③上颌牙弓狭窄、侧切牙舌向错位、尖牙宽度不足导致下颌无法前伸的患者，应早期扩大上颌牙弓、排齐前牙以创造下颌正常生长空间，引导下颌向前生长；④尽早解决上切牙唇倾患者的覆盖问题，内收前牙，可降低外伤风险；⑤伴额外牙、阻生牙、异位萌出、磨牙前移的患者应尽早治疗；⑥无上述情况的患者，可等待至生长高峰前期行功能矫形治疗，结束后立即进入固定正畸治疗。若患者家属迫切要求，也可行早期矫治。

（彭怡然）

（2）骨性Ⅲ类

【概述】

Ⅲ类错𬌗是指下颌第一磨牙近中颊沟位于上颌第一磨牙近中颊尖的近中位置的一种错𬌗畸形。骨性Ⅲ类错𬌗畸形常由上颌发育不足、下颌发育过度或两者合并所致，具有一定的遗传特征。

【诊断要点】

1）病史：骨性反𬌗患儿具有明显的家族史。

2）临床表现：①牙列、咬合情况：磨牙、尖牙均为近中关系；前牙反𬌗，反覆盖多超过 3mm，反覆𬌗一般较小；前牙可有代偿，下颌常不能后退至切对切，一些患儿可出现少许的后退。②软组织：下颌姿势位和牙尖交错位时侧貌均为凹面型，下颌前突，面中份扁平。

3）影像学检查：①ANB 角：0° 至 –2° 为轻度；–2° 至 –4° 为中度；超过 –4° 为重度。②Wits 值：过 A 点和 B 点作𬌗平面的垂线，垂足间的距离即为 Wits 值；当其小于 –1 或更小时，往往表现为Ⅲ类面型，值越负，则骨性Ⅲ类越严重。③下颌平面角：骨性Ⅲ类患儿该角常较为陡峭，多为高角。④上颌骨：若骨性Ⅲ类患儿的上颌发育不足，则通常情况下，上颌长（Ptm-A）小于正常值，上颌骨相对于颅底的位置（SNA 角）减小。⑤下颌骨：若骨性Ⅲ类患儿的下颌发育过度，则通常情况下，下颌长（Go-Gn）大于正常值，下颌骨相对于颅底的位置（SNB 角）增大。⑥上下颌前牙唇倾度：骨性Ⅲ类前牙常伴有代偿，其上颌前牙可表现为唇倾，下颌前牙可表现为舌倾。

【鉴别诊断要点】

主要是区别骨性错𬌗和非骨性错𬌗，非骨性错𬌗包括牙性Ⅲ类错𬌗和功能性Ⅲ类错𬌗。

1）病史：非骨性错𬌗一般没有家族史。

2）临床表现：①功能性错𬌗患儿牙尖交错位时前牙为反𬌗，但在下颌姿势位时下颌可后退至切对切。②牙列、咬合情况：功能性错𬌗在下颌姿势位时磨牙、尖牙为中性或者近中关系，牙尖交错位时为近中关系，牙性错𬌗磨牙可为中性关系；非骨性错𬌗前牙反覆盖比较小，一般小于 3mm，反覆𬌗可能较深；前牙一般没有代偿。③软组织：功能性错𬌗牙尖交错位时侧貌为凹面型，而在下颌姿势位时明显改善，变为直面型，牙性错𬌗侧貌基本正常。

3）影像学检查：①ANB 角：牙性错𬌗该值基本正常，功能性错𬌗在下颌姿势位时,该值一般小于正常值,或者成负角;②Wits 值:对于功能性错𬌗,需参考下颌姿势位时的 Wits 值;③下颌平面角:功能性错𬌗该角一般正常或稍低于正常值;④上颌骨:通常情况下,非骨性错𬌗上颌长(Ptm-A)和上颌骨相对于颅底的位置(SNA 角)均正常;⑤下颌骨:通常情况下,非骨性错𬌗下颌长(Go-Gn)和下颌骨相对于颅底的位置(SNB 角)均正常,功能性错𬌗 SNB角可偏大;⑥上下颌前牙唇倾度:牙性错𬌗可表现为正常,功能性错𬌗可为正常,亦可表现为上颌前牙舌倾、下颌前牙唇倾。

【治疗原则】

1)促进发育不足或者位置后缩的上颌骨向前生长;

2)抑制发育过度的下颌骨;

3)早期去除病因,纠正口腔不良习惯,纠正异常的牙齿;

4)对于遗传趋势很强、下颌发育明显过大的严重骨性Ⅲ类患儿,应等到成年后进行包括手术的全面治疗。

（李小兵　张扬根）

（3）骨性宽度不足

【概述】

骨性宽度不足是指上颌骨横向宽度发育不足,其宽度与下颌不协调,表现为上颌牙弓较下颌牙弓小,上下颌牙弓宽度不协调,后牙区反𬌗甚至反锁𬌗,常伴拥挤、腭盖高拱、颊侧前庭沟间隙变窄。其病因与遗传、局部因素(包括口呼吸等不良习惯)、全身因素(唇腭裂、骨缝早闭有关综合征等)有关。

【诊断要点】

主要为上颌骨横向宽度发育不足、与下颌骨横向宽度不协调。

1)上下颌牙弓宽度不协调,上颌牙弓较下颌牙弓小;

2)后牙反𬌗或反锁𬌗;

3)上颌后牙颊侧倾斜代偿、下颌后牙舌侧倾斜代偿;

4)可伴有拥挤;

5)可伴有腭盖高拱;

6)颊侧前庭沟间隙变宽。

【鉴别诊断要点】

骨性宽度不足应注意与牙性宽度不足相鉴别。牙性上颌牙弓狭窄者,上颌牙弓宽度小于下颌牙弓,后牙也常呈反𬌗或反锁𬌗,并常伴拥挤、腭盖高拱、颊侧前庭沟间隙变宽,但牙性狭窄者基骨弓宽度正常,宽度不足主要是由后牙舌倾造成,模型测量分析可见牙弓宽度明显小于基骨弓宽度。

【治疗原则】

上颌骨性宽度不足的矫治原则是在儿童生长发育阶段,尽早打开上颌骨缝,拓宽发育不足的上颌。正常的上腭发育在 6 岁接近完成,腭中缝在女性 8~11 岁,男性 10~13 岁时就开始产生骨性结合,且个体差异较大,可通过 CBCT 辅助确诊。儿童时期,腭中缝尚未闭合,应尽早利用扩弓矫治打开腭中缝,从而达到矫治上颌骨性宽度不足的目的。常用于儿童骨性宽度不足的扩弓方式包括快速上颌扩弓和慢速上颌扩弓。

(李小兵　徐舒豪)

（4）骨性垂直向发育异常

【概述】

骨性垂直向发育异常指上下颌牙弓及颌骨的垂直向发育不调,主要表现为开𬌗或深覆𬌗。

骨性开𬌗主要由于颌骨垂直向发育异常、颌骨旋转等原因形成,并造成口周肌肉功能异常,不良口腔习惯,而后者可会加重骨性开𬌗。表现为长面型、面下 1/3 过长,前后面高比增大;因上下颌骨多表现为离散型生长——腭平面向前上倾斜,下颌骨向后下旋转,后牙及后牙槽骨高度增加,形成垂直生长型,高角。

骨性深覆𬌗患者除了存在上下颌牙弓和(或)颌骨垂直向关系不调,同时多合并矢状向关系不调,其发生机制主要为:上下颌前牙萌出过度、前部牙槽高度发育过度,后牙槽及后牙高度不足;上下颌骨为聚拢型生长,表现为腭平面前下旋转,下颌前上旋转,面下 1/3 变短,短面型,多为水平生长型,低角。

【诊断要点】

1）面相观察:长面型或短面型;

2）侧貌观察:下面高高度异常;

3）根据 X 线头颅定位侧位片及头影测量数据确定患者为高角、均角还是低角;下颌平面角(MPA)、下面高 / 全面高(ANS-Me/N-Me)、Tweed 三角。

【治疗原则】

垂直向发育异常常伴随其他错𬌗畸形的发生,如Ⅲ类高角患者,Ⅱ类高角患者,内倾性深覆𬌗等,遵循该治疗原则的同时,需对应相应错𬌗畸形的矫治原则。

1）骨性开𬌗的治疗原则：①判明和消除局部因素，破除不良习惯。②控制颌骨异常生长发育，改变生长方向，尽量关闭开𬌗间隙。替牙期儿童应早发现早治疗，及早通过矫治器抑制上颌骨、上颌后牙的垂直生长，控制下颌后下旋转。③指导肌功能训练，以免不良口腔习惯进一步加重开𬌗。

2）骨性深覆𬌗的治疗原则：①控制前牙区的垂直向生长；②刺激后牙牙槽的垂直向生长；③指导肌功能训练。

（彭怡然）

五、四川大学华西口腔医院儿童口腔科错𬌗诊断流程

四川大学华西口腔医院儿童口腔科错𬌗诊断流程参见图 4-2-1。

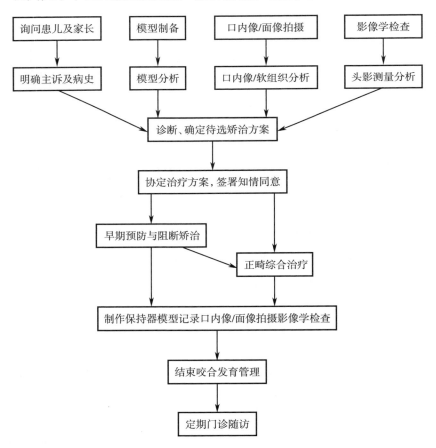

图 4-2-1　四川大学华西口腔医院儿童口腔科错𬌗诊断流程

（李小兵　周陈晨　易俭如）

第三节 儿童错𬌗早期矫治的
技术操作常规

一、儿童错𬌗早期矫治的资料收集

（一）儿童牙𬌗印模采集、模型制作

【概述】

儿童错𬌗早期矫治临床中常采用平行模型，分为两种，即记存模型和工作模型。记存模型对错𬌗的诊断、矫治设计和疗效评估具有重要作用；工作模型主要用来模型测量分析以及各种矫治器的制作。

【操作步骤】

1. 印模采集

（1）取得患儿合作：因错𬌗早期矫治的患儿多为儿童，首先应与患儿及其家长进行充分沟通，取得患儿的合作，争取一次取模成功。

（2）选择托盘：大小应适当，要包括牙弓内的全部牙，托盘边缘高度足够以获得基骨的正确形态。

（3）选择合适的材料：能精准记录𬌗形态的高质量印模材料。

（4）制取印模：从下颌开始，医师位于患儿右前方，右手持托盘，左手示指/口镜牵拉患儿口角，托盘柄正对面中线以旋转方式将托盘逐步就位，请患儿抬起舌尖，拉开下唇，并适度进行软组织塑形。手指压在托盘前磨牙区，待印模材料凝固后取出。取上颌印模时，医师站在患儿右后侧。托盘后部放置相对更少的印模材料，托盘就位时，先在后牙区加压，后在前牙区加压，避免印模材料流向咽部。由于早期矫治患儿的特殊性，常需要嘱咐患儿呵气、头微向前伸和低头。

（5）记录咬合关系：如无特殊需要，一般用咬蜡的方法记录。

（6）印模要求：对记存模型，解剖结构准确、清晰，包括牙、牙弓、基骨、移行皱襞、腭穹隆、唇系带等部分，在不妨碍黏膜皱襞、系带以及软腭等功能活动，以及患儿能够配合的条件下，印模边缘应充分伸展。对工作模型，满足模型测量分析以及矫治器正确制作的需求即可。

2. 模型制作

（1）灌模：常用超硬石膏灌制记存模型，常用普通石膏或者混合石膏灌制工作模型，尽量避免气泡。对记存模型，需灌注较大较厚的石膏基座，以备后期模型修整。

（2）核对𬌗关系：根据蜡𬌗记录放置上下颌模型。

（3）记存模型的修整。

（二）3D 扫描

数字化技术已经逐渐成为现代口腔正畸学中重要的组成部分。数字化研究模型将明显方便口腔医师的临床工作，同时使得口腔医师和患儿之间能够进行更高效的交流。具体的操作规范以所使用的扫描仪使用说明书为准。

（三）儿童面部及口内摄像技术

【概述】

儿童面部及口腔内照片是记录患者错𬌗信息的重要资料，直观记录矫治前后及矫治过程中牙齿排列、咬合关系及面部形态。为诊断、治疗设计、治疗过程中及治疗后效果评估，提供形象化的资料。

【器材选择】

1. 数码单反相机，微距镜头。

2. 微距环形闪光灯。

3. 口内专用拉钩、口内反光板、黑色背景板。

【操作步骤】

1. 摄像前的准备及姿势　暴露眉毛、双耳、颈部。拍摄面像时姿势站立或者端坐，颈直、肩平、放松状态；口内照相姿势：呈 45° 躺于牙椅或者端坐。

2. 面像采集

（1）共 6 张：正位像、正位最大微笑像、45° 侧位像、45° 最大微笑像、90° 侧位像、90° 最大微笑像。

（2）面像照相要求：相机竖放，在同一水平固定镜头，使瞳孔连线、眶耳平面正面部影像与地面平行，使患者头部自然放松保持水平，正位像以患者鼻子为中心拍摄，45° 影像以眶下区为中心拍摄，90° 影像以耳前区为中心拍摄。

3. 口内照片采集

（1）共 6 张：正位牙列咬合像、左侧磨牙关系像、右侧磨牙关系像、上颌全牙弓像、下颌全牙弓像、侧位牙列咬合像。

（2）口内照相要求

1）正位像：将相机横放，上颌中线置于图像中央，𬌗平面与镜头线水平，左右颊黏膜间隙均等，从正中到左右的牙齿数目相等。

2）侧位像：将相机横放，相机中心正对前磨牙区，𬌗平面与镜头线水平，包含最后一颗磨牙在内的所有侧方牙群。

3）𬌗面像：摄影用反光板，离开最后磨牙，正中线位于反光板中央，反光板开口度尽可能大（能观察到前牙区舌侧），相片包含切牙及最后磨牙及磨牙后区（上颌结节或磨牙后垫）。

（马　佳）

二、儿童活动矫治的技术

（一）乳牙反𬌗的矫治技术

【概述】

乳牙反𬌗的矫治是利用活动矫治器，解除反𬌗，恢复下颌正常位置，刺激上颌发育。

适应证：3~5 岁儿童。

矫治器选择：

1. 上颌𬌗垫活动矫治器；

2. 下颌斜面导板矫治器；

3. 头帽颏兜。

【操作步骤】

1. 调磨法

（1）初诊：检查咬合关系，照相记录。

（2）功能性𬌗干扰下颌前伸习惯，调磨造成𬌗干扰的上下乳尖牙牙尖。调磨不超过 1 毫米 / 次。检查𬌗干扰去除后下颌能否退回正常位置，下颌能自行调整位置者，可暂不作矫治器。

（3）复诊检查：每 2~3 周复诊，检查咬合关系，特别是下颌后退情况。继续分次调磨牙尖，照相记录。

（4）结束及保持：待反𬌗纠正后，检查咬合稳定后，结束调磨。观察 1~3 个月。

2. 咬撬法

（1）初诊：检查咬合关系，照相记录。示范咬撬法，压舌板与上颌前牙长轴呈 45°,上下颌前牙咬合力度合适(牙龈发白即可),10 分钟 / 天。

(2)复诊检查:每 2~3 周复诊,检查覆𬌗、覆盖的改变情况,照相记录。

(3)结束及保持:待反𬌗纠正后停止咬撬,不需保持。

3. 上颌𬌗垫活动矫治器

(1)初诊:取印模,模型制备,制作矫治器。

(2)初次复诊:配戴矫治器,调节矫治器固位并初次加力。

(3)复诊检查:每 2~3 周复诊,检查覆𬌗、覆盖的改变情况,每次打开舌簧约 1~2mm,待反𬌗解除后分次逐渐磨除𬌗垫,每次调磨 1~2mm。

(4)结束及保持:待前牙反𬌗纠正,后牙咬合恢复接触后停戴矫治器,不需保持。

4. 下颌斜面导板矫治器

(1)初诊:取印模,模型制备,制作矫治器。

(2)初次复诊:配戴矫治器,调节矫治器固位及斜面导板斜度。

(3)复诊检查:每 2~3 周复诊,检查覆𬌗、覆盖的改变情况,调磨导板的斜度与高度,保持与前牙 45° 关系,逐步降低斜面高度。

(4)结束及保持:待前牙反𬌗纠正,斜面高度降低、后牙恢复𬌗接触后,停戴矫治器,不需保持。

5. 头帽颏兜

(1)初诊:检查咬合关系,照相记录,试戴头帽颏兜,调整力度为每侧 250~400g。

(2)复诊检查:每个月复诊,检查反覆盖,及下颌前伸矫治情况,照相记录。

(3)结束及保持:待反覆盖减小到 1mm 时,下颌前伸习惯停止后,停止配戴,换用𬌗垫矫治器继续矫治乳牙反𬌗。

(二)乳牙深覆𬌗的矫治技术

【概述】

乳牙深覆𬌗的矫治是利用活动矫治器,唇倾上颌前牙,压低下颌前牙。

适应证:3~5 岁。

矫治器选择:上颌平面导板加双曲舌簧。

【操作步骤】

1. 初诊　取印模,模型制备,制作矫治器。

2. 初次复诊　配戴矫治器,调节矫治器固位,舌簧加力。

3. 复诊检查　每个月复诊,检查覆𬌗、覆盖的改变情况,照相记录。

4. 结束及保持　待深覆𬌗改善后,停戴矫治器,疗程 6 个月左右。常需保持至混合牙列期。

（三）乳牙深覆盖的矫治技术

【概述】

乳牙深覆盖的矫治是利用活动矫治器唇弓,内收上颌前牙;前牙平面导板压低下颌前牙,打开后牙咬合。

适应证:3~5 岁。

矫治器选择:上颌带双曲唇弓的平面导板矫治器。

【操作步骤】

1. 初诊　取印模,模型制备,制作矫治器。

2. 初次复诊　配戴矫治器,调节矫治器固位,双曲唇弓初次加力。

3. 加力复诊　每个月复诊,上颌唇弓加力内收前倾上颌前牙。检查覆𬌗、覆盖的改变情况,照相记录。

4. 待上乳前牙唇倾改正,覆盖正常后,停戴矫治器,不需保持。

（四）乳牙开𬌗的矫治技术

【概述】

乳牙开𬌗的矫治是利用活动矫治器去除病因,破除不良习惯如吐舌、舔牙、伸舌、吮拇指等。

适应证:3~5 岁。

矫治器选择:腭（舌）刺矫治器。

【操作步骤】

1. 初诊　取印模,模型制备,制作矫治器。

2. 初次复诊　配戴矫治器,调节矫治器固位。

3. 复诊检查　每个月复诊,检查覆𬌗、覆盖的改变情况,照相记录。

4. 结束及保持　待开𬌗改善后,停戴矫治器,继续观察 3 个月。疗程 8~10 个月。

（五）功能性下颌偏斜的矫治技术

【概述】

功能性下颌偏斜的矫治是利用活动矫治器,扩大上颌牙弓,解除后牙反𬌗。

矫治器选择:带扩弓的上颌𬌗垫矫治器。

【器材选择】

带扩弓的上颌𬌗垫矫治器：

1. 固位卡环弯制　0.8mm 的不锈钢丝；

2. 菱形扩弓簧的弯制　0.8mm 的不锈钢丝；

3. 树脂基托。

【操作步骤】

1. 初诊　取印模，模型制备，制作矫治器。

2. 初次复诊　配戴矫治器，调节矫治器固位。

3. 加力复诊　1 个月复诊，扩大菱形簧，检查覆𬌗、覆盖的改变情况，照相记录。

4. 结束。

（刘人恺）

（六）单侧后牙反𬌗的矫治技术

【概述】

单侧后牙反𬌗常由于上颌牙弓狭窄所致，可利用活动矫治器扩宽上颌牙弓，协调上下颌牙弓形态，解除单侧后牙反𬌗。但存在上颌后牙颊倾或严重的下颌骨性偏斜所致的单侧后牙反𬌗应谨慎使用上颌扩弓矫治。

矫治器选择：上颌扩弓矫治器，扩弓簧多选用菱形扩大簧放置于双侧第一前磨牙连线中点或选择四眼圈簧、螺旋扩大簧，存在𬌗干扰者可使用𬌗垫解除干扰。

【操作步骤】

1. 初诊　制取印模，石膏灌注工作模型，工作模型制备，制作矫治器。

2. 初次复诊　配戴矫治器，调节矫治器固位，初次加力，交代注意事项。

3. 复诊　螺旋扩弓矫治器由患儿家长自行加力，复诊需检查患儿戴用情况、扩弓效果、反𬌗解除情况、是否需要磨改𬌗垫、矫治器固位，一个月复诊一次。其他扩弓簧两周复诊一次，由医师加力。

4. 矫治结束及保持　上颌牙弓扩宽、𬌗干扰及后牙单侧反𬌗解除，保持6 个月。

（李小兵　徐舒豪）

（七）混合牙列个别牙反殆的矫治技术

【概述】

通常选用上颌双曲舌簧殆垫式矫治器，及时解除混合牙列期个别牙反殆。

矫治器选择：上颌双曲舌簧殆垫式矫治器，双侧后牙殆垫用于解除反殆状态时患牙的锁结关系。利用在个别反殆牙舌侧舌隆突上放置双曲舌簧，唇侧移动患牙，纠正反殆。乳磨牙或恒磨牙区设置箭头卡环及邻间钩固位。

【操作步骤】

1. 初诊　检查，取模，模型制备，制作矫治器。

2. 初次复诊　配戴矫治器，调节矫治器固位，初次加力。双曲舌簧殆垫式矫治器的加力方式为每次复诊打开舌簧约 1~2mm。

3. 加力复诊　复诊检查反殆纠正情况，患牙唇倾度，矫治器固位情况。1~2 周复诊一次。疗程视情况而定，一般程度轻微者 3~6 个月能纠正。

4. 结束及保持　混合牙列期个别牙反殆无需保持，待反殆解除后，逐步降低殆垫高度，恢复后牙接触，结束治疗。

（郭维华　曾　皓）

（八）间隙维持的矫治技术

【概述】

间隙保持器可分为固定粘接式保持器，如丝圈式间隙保持器、舌弓式间隙保持器、Nance 弓式间隙保持器等和活动式功能性保持器。

1. 丝圈式间隙保持器　同带环丝圈式 / 全冠丝圈式间隙保持器。

2. 舌弓式间隙保持器

【适应证】

多用于下颌乳牙列及混合牙列期多颗后牙早失。通常在下颌恒切牙萌出后使用，以免影响其萌出。

【操作步骤】

（1）在基牙上试戴带环，取印模。

（2）在工作模型上设计外形线，将舌弓的前方设定在下颌切牙的舌侧，前段贴近下颌前牙牙颈部并远离黏膜 1~1.5mm，并在间隙部的近中设计支撑卡。

（3）将 0.9mm 直径的不锈钢丝弯成舌弓，最后焊接。

（4）用粘接剂粘接至基牙。

【注意事项】

在下颌前牙区,舌弓外形线应与舌侧结节相接。

3. Nance 弓式间隙保持器

【适应证】

上颌多颗牙的缺失,又无法设置上颌活动式功能性间隙保持器者。

【操作步骤】

（1）基牙上试戴带环,取印模。

（2）在工作模型上设计外形线,0.9mm 直径的不锈钢丝弯成腭弓,将腭侧弧线的前方固位于上颌皱襞,在此处的金属丝上制作树脂腭盖板。

（3）最后焊接。

（4）用粘接剂粘接至基牙。

4. 活动式功能性间隙保持器

【适应证】

乳磨牙缺失两颗以上者,或两侧乳磨牙缺失,或伴有前牙缺失;患儿较配合。

【操作步骤】

（1）制取牙模和𬌗关系记录。

（2）设计外形:原则是唇颊侧不用基托或尽可能小,以免有碍生长发育。若因缺失牙位过多,需加唇颊侧基托固位者,应考虑基托高度,避免影响牙槽骨正常生长发育。基托的外形线亦应随着年龄的增加做相应的改变。

（3）卡环和唇弓:在上颌第二乳磨牙或第一恒磨牙可放箭头卡或单臂卡环,在下颌采用单臂卡环。

【注意事项】

间隙保持器的适用对象是正在生长发育中的儿童,原则上 3~4 个月应来院定期检查一次,检查患儿口内卫生状况,是否影响了继承恒牙萌出以及是否需要拆除或预测拆除时间。

（九）间隙扩展及推磨牙向后的矫治技术

【概述】

由于乳牙的龋损和早期缺失,引起牙列周长缩短,第一恒磨牙近中移位,这时必须推第一恒磨牙向远中移动,使第一恒磨牙回到正常位置,从而恢复丧失的间隙,以利于恒牙的整齐排列。根据混合牙列间隙分析,间隙不足量在

3mm 以下时,可推磨牙向远中,恢复间隙。

1. 上颌口外弓的矫治器

【适应证】

双侧上颌磨牙前移者。

【操作步骤】

（1）基牙上试戴带环,粘接带环。

（2）根据上颌磨牙颊面管位置弯制口内弓,使之顺利就位。

（3）调整口外弓颈托,每侧加力 150~300g,每月加力 1 次。

（4）间隙恢复后作间隙保持。

2. 局部固定式间隙扩展装置

【适应证】

适用于单侧局部由于乳牙早失,缺牙间隙的近远中邻牙均向缺牙间隙移动的病例。

【操作步骤】

口内支抗固定牙弓,用螺旋弹簧推动一侧前移的第一恒磨牙,每 2~3 周复诊加力一次,间隙恢复后作间隙保持。

3. 上颌螺旋弹簧矫治器

【适应证】

患儿合作,固位好、有满意的支抗牙;口内情况不适宜放置固定间隙扩展的病例。

【操作步骤】

在活动式基托的一部分中,埋入螺旋扩弓弹簧,根据调节螺旋的松紧,开展间隙并排齐牙列。约每 2 周调节扩弓簧一次,使螺旋弹簧持续有力,确保效果。

（王娅婷）

（十）牙发育不良的活动矫治技术

1. 弯根牙、阻生牙的早期牵引

【概述】

利用活动矫治器,弹性牵引阻生的弯根牙及阻生牙。引导弯根牙或阻生牙入牙列,恢复牙列完整,恢复口腔功能健康及美观。

矫治器选择:

（1）活动矫治器:矫治器设计拉钩,用于弹性牵引。常用于混合牙列初期,前牙为完全萌出。

（2）"2×4"局部固定矫治,混合牙列期,前牙萌出。

（3）开窗切龈助萌:对于间隙足够,牙胚位置正常的阻生牙,临床无需牵引治疗,可先行切龈助萌术观察牙是否自行萌出。若不能自行萌出则再行牵引治疗。

【禁忌证】

（1）牙根严重弯曲,牙根长度不足,影响口腔咀嚼功能。

（2）牙列拥挤,选择拔除阻生牙得到间隙者。

（3）阻生牙水平低位,牵引过程中会损伤邻牙者。

【操作步骤】

（1）阻生牙牵引助萌术（活动及局部固定牵引）

1）牙列有阻生牙萌出的足够间隙,间隙不足者先扩大牙萌出间隙。

2）局麻下外科手术开窗,粘接舌侧扣或托槽于牙颊（舌）面。

3）弹性牵引:①开放式牵引:手术翻瓣牙龈后不缝合,正畸牵引钩暴露,弹性牵引;②闭合式牵引:缝合手术翻瓣牙龈,牵引拉钩被牙龈覆盖,通过结扎丝自制牵引钩与口内矫治弹性牵引。

4）牵引阻生及弯根牙入牙列,排齐排平后保持。通常保持1~2年。

（2）切龈助萌术:局麻下切除受阻牙冠部的牙龈组织,去除未吸收的冠部牙槽骨,暴露整个阻生牙牙冠,牙冠周围稍做分离,止血。

2. 扭转牙的矫治

【概述】

活动或局部固定矫治器矫治扭转牙,去除𬌗干扰及𬌗创伤。

矫治器选择:①活动矫治器;②"2×4"局部固定正畸治疗。

【操作步骤】

（1）活动矫治器或局部固定矫治扩展间隙,确保足够间隙容纳扭转牙。

（2）扭转牙近远中边缘嵴粘接正畸附件,成对的弹性牵引矫正扭转。

（3）活动矫治器改正扭转牙后,一般需局部固定矫治完成扭转牙的矫正。

（4）结束与保持,扭转牙的保持时间较长,一般2年。

3. 第一磨牙异位萌出的矫治

【概述】

纠正第一磨牙近中倾斜,恢复后牙咬合,避免第二乳磨牙牙根吸收。

矫治器选择:

（1）分牙法（分牙圈、分牙簧、铜丝结扎）：分离第一磨牙与第二乳磨牙，引导第一恒磨牙萌出。

（2）上颌活动矫治器：利用矫治牵引异位第一磨牙向远中。上颌远中拉钩从第一磨牙远中进入舌侧基托，前牙附固位卡环。异位第一磨牙近中颊尖粘接舌钮，通过远中拉钩与舌钮弹性牵引异位磨牙向远中萌出。

【适应证】

（1）分牙法：异位的第一恒磨牙与第二乳磨牙锁结不严重，第二乳磨牙牙根吸收不严重。

（2）上颌活动矫治器：第一磨牙异位锁结较严重，混合牙列初期。

【操作步骤】

（1）分牙：将分牙圈、分牙簧置于第二乳磨牙及第一恒磨牙间。铜丝在第一恒磨牙和第二乳磨牙间进行结扎（局麻下）。每 1~2 周复诊，检查异位磨牙矫正情况。根尖 X 线片检查磨牙正常萌出后，结束治疗。

（2）上颌活动矫治器

1）初诊：取模，制作上颌矫治器。

2）复诊，试戴矫治器，第一恒磨牙的近颊尖粘接舌钮。弹性远中牵引异位第一磨牙，矫治力 90g 左右。

3）X 线片检查磨牙正常萌出后，结束治疗。

（李小兵　黄诗言）

三、口腔不良习惯的矫治

【概述】

利用矫治器去除不良的口腔习惯，阻断畸形的发生发展。

（一）下颌前伸习惯矫治

矫治器选择：头帽颏兜矫治器（成品），如颏兜、头帽、弹性牵引圈。

【操作步骤】

1. 初诊　取印模，记存模型，影像学检查。

2. 首次复诊　试戴头帽颏兜矫治器，调节头帽加力大小，牵引力一般为250~500 克 / 侧。患儿清醒时配戴，根据情况 2~4 小时 / 天。

3. 复诊　每 1~2 个月复诊。

4. 结束　前伸习惯改正后，保持 1~3 个月后即结束配戴。

（二）吐舌及舌前伸、舔舌习惯矫治

矫治器选择：舌（腭）刺矫治器。

【操作步骤】

1. 初诊　取印模，模型制备，制作矫治器。

2. 首次复诊　试戴矫治器，调节矫治器固位。

3. 复诊检查　4~6周复诊，检查舌习惯及开𬌗矫治情况。

4. 疗程　4~6个月。保持3月。

（三）咬唇/咬物习惯矫治

矫治器选择：上（下）唇挡矫治器。

【操作步骤】

1. 初诊　取印模，模型制备，制作矫治器。

2. 首次复诊　试戴矫治器，调节矫治器固位。

3. 复诊检查　4~6周复诊，检查咬唇/咬物习惯矫治情况。

4. 疗程　3~6个月。保持3个月。

（四）口呼吸习惯矫治

矫治器选择：前庭盾矫治器。

【操作步骤】

1. 初诊　取印模，模型制备，制作矫治器。

2. 初次复诊　试戴矫治器，调节矫治器。

3. 复诊检查　4~6周复诊，检查口呼吸改变情况。

4. 疗程　6~8个月。保持3个月。

（五）异常吮指习惯矫治

矫治器选择：舌（腭）刺矫治器。

【操作步骤】

1. 初诊　取印模，模型制备，制作矫治器。

2. 首次复诊　试戴矫治器，调节矫治器。

3. 复诊检查　4~6周复诊，检查吮指矫治情况。

4. 疗程　3~6个月。保持1个月。

（六）偏侧咀嚼习惯矫治

矫治原则：

1. 尽早治疗乳牙列的龋病，拔除残冠残根，去除咀嚼疼痛。

2. 去除𬌗干扰,修复缺失牙,恢复后牙咬合。

3. 嘱患儿必须双侧咀嚼,改正单侧咀嚼习惯。

4. 形成偏斜畸形的偏侧咀嚼患者,应做正畸综合治疗。

(郭维华　林彦廷)

四、儿童头颈姿势训练及口周肌功能训练

与儿童错𬌗存在明显关系的肌群包括舌肌、咀嚼肌及颈部肌群。儿童头颈姿势训练及口周肌功能训练内容包括唇肌训练、舌肌功能训练、吞咽功能训练、咀嚼肌功能训练、颈部肌肉按摩训练和呼吸功能训练。上述训练方法常配合各种固定及活动矫治手段使用,对各类因肌功能紊乱造成的错𬌗畸形进行矫治。

（一）唇肌训练

将一干净白纸置于上下唇之间,用唇将纸含住,进行闭唇训练。坚持每天反复多次训练,每次训练 5~30 分(时间需要逐渐延长)。

（二）舌肌功能训练

将口香糖置于上腭,舌体上抬将口香糖由圆球状压平,再将压平的口香糖在口内用舌尖处理成圆球状后再次置于上腭。如此反复。

（三）吞咽功能训练

叮嘱儿童在口内含一点水,面对镜子将牙齿正常咬合,用舌尖抵在上腭的切牙乳头处,然后将水吞下,如此反复,每餐饭后练习 10 次以上。

（四）咀嚼肌功能训练

上下颌牙紧咬,直至感觉肌肉发酸后分开;如此反复。或采用口香糖进行咀嚼训练。

（五）颈部肌肉按摩训练

挺胸抬头后仰,使颈部肌肉紧张,用左手或右手示指至小指按摩颈部肌肉。

（六）呼吸功能训练

全身放松,上下唇闭合,舌体与上腭轻轻接触,使空气通过鼻腔进行胸式呼吸。

(李小兵　徐舒豪)

五、儿童牙弓/牙槽骨弓塑形的矫治技术

（一）牙弓/牙槽骨弓宽度不足的矫治技术

【概述】

当牙弓/牙槽骨弓宽度在生长发育过程中小于正常,利用活动矫治器,去除不良环境因素,扩大上下颌牙弓/牙槽骨弓,恢复其正常大小及牙弓周长,减轻儿童牙列拥挤的严重程度,减少拔牙矫治几率。

适应证:生长发育期6~12岁儿童,牙弓/牙槽骨弓宽度不足。

矫治器选择:扩弓矫治器或带颊屏的功能矫治器。

1. 上下扩大簧或螺旋扩弓簧矫治器

（1）扩大簧多选用单个的菱形扩大簧,上颌置于双侧第一前磨牙连线中点。也可选用双菱形扩大簧,分别于尖牙间及第二前磨牙远中连线中点。下颌只能选择单菱形扩大簧,置于下颌中切牙临界点。

（2）不对称扩弓:扩弓簧或螺旋扩大簧偏置于牙弓狭窄侧。

（3）上下扩大矫治器多不需要殆垫打开咬合。

2. 生物调节器或 FR-Ⅰ

（1）利用功能矫治器的颊屏,去除颊肌张力,咬合重建的目的只是记录上下颌关系;

（2）利用颊肌张力的变化来矫治,扩弓效果是功能调节的结果,严重的牙弓狭窄疗效有限。

【禁忌证】

上颌骨骨性严重发育不足,上颌后牙明显颊倾,年龄过大(12岁以上)。

【操作步骤】

1. 扩弓簧及螺旋扩弓簧矫治器的操作

（1）初诊:取印模、模型制备、制作矫治器。

（2）初次复诊:配戴矫治器,调节矫治器固位,初次加力。

（3）螺旋扩弓矫治器的加力方式

1）快速扩弓(RPE):螺旋扩弓簧每天打开180°~360°(每天0.5~1mm),疗程2周,保持3~4个月。

2）慢速扩弓(SPE):螺旋扩弓簧每次打开90°(每次0.25mm),3天扩大1次,疗程3~4个月。

3）扩大簧扩弓的加力方法:长臂钳于菱形扩弓簧底部加力,打开菱形扩

大簧,每次 1~2mm,疗程 3~4 个月。

（4）加力复诊

1）螺旋扩弓器为患儿自行加力,复诊检查扩弓效果及矫治器固位。

2）扩弓簧矫治器每两周复诊一次,每次打开菱形簧 1~2mm。

（5）扩弓结束及保持

1）扩弓:打开牙弓宽度为 5~10mm,取记存模型。

2）牙弓 / 牙槽骨弓扩大后,保持器或原矫治器保持 1~2 年,腭中缝骨改建及稳定上下颌牙咬合。

2. 带颊屏的功能矫治器（生物调节器 /FR- I）的操作

（1）初诊:取印模,模型制备,咬合记录及重建,制作矫治器;

（2）初次复诊:配戴矫治器,调节矫治器固位;

（3）复诊检查:2~3 个月后复诊,检查牙弓宽度改变情况,照相记录;

（4）结束及保持:牙弓扩大 2~5mm,取记存模型。保持器或原矫治器保持 1~2 年。

（二）牙弓 / 牙槽骨弓长度不足的矫治技术

【概述】

当牙弓 / 牙槽骨弓长度在生长发育过程中小于正常,利用活动矫治器,去除不良环境因素,促进上下颌牙弓 / 牙槽骨弓矢状向生长,恢复牙弓长度及牙弓周长,减轻儿童牙列拥挤及前牙反𬌗的严重程度,减少拔牙矫治概率。

适应证:生长发育期 6~14 岁儿童,上下颌牙弓 / 牙槽骨长度不足。

矫治器选择:带矢状向螺旋或带唇挡的扩弓矫治器。

1. 带矢状向螺旋的矫治器

（1）带矢状向螺旋矫治器的矫治目的是打开螺旋前后向分裂基托,使前部牙弓 / 牙槽骨向前生长。牙弓 / 牙槽骨弓长度不足多合并宽度异常,临床常同时行矢状向和横向扩弓。

（2）带矢状向螺旋的矫治器伸长牙弓时多不需要𬌗垫打开咬合。

（3）矢状向螺旋只适合上颌的矫治。

2. 带唇挡的扩弓矫治器

（1）扩弓矫治器合并上 / 下唇挡:利用唇挡,去除上下唇肌张力,在扩弓同时促进牙弓前部牙槽骨的矢状向生长。

（2）单纯上下颌唇挡,促进牙弓 / 牙槽骨长度的生长。

（3）利用唇肌张力的功能变化来矫治,矫治效果是功能调节的结果,严重

的牙弓 / 牙槽骨弓长度不足的矫治疗效有限。

（4）FR- Ⅲ功能矫治器：同样是带唇挡的矫治，在矫治上下颌骨大小不调的同时，恢复协调牙弓 / 牙槽骨弓的矢状向生长。

【禁忌证】

年龄过大：15 岁以上者。

【操作步骤】

1. 矢状向螺旋簧矫治器的操作

（1）初诊：取印模，模型制备，制作矫治器。

（2）初次复诊：配戴矫治器，调节矫治器固位，初次加力。螺旋扩弓矫治器的加力方式：慢速扩弓（SPE），螺旋扩弓簧每次打开 90°（每次 0.25mm），3 天扩大 1 次，疗程 3~4 个月。

（3）加力复诊：螺旋簧矫治器为患儿（家长）自行加力，复诊检查扩弓效果及矫治器固位。

（4）矫治结束及保持

1）螺旋打开≤5mm，取记存模型。

2）牙弓 / 牙槽骨弓长度扩大后，保持器或原矫治器保持 1 年。

2. 带唇挡的扩弓矫治器或 FR- Ⅲ的操作

（1）初诊：取印模，模型制备，咬合记录及重建，制作矫治器；

（2）初次复诊：配戴矫治器，调节矫治器固位；

（3）复诊检查：2~3 个月后复诊，检查牙弓长度改变情况，照相记录；

（4）结束及保持：牙弓扩大≤5mm，取记存模型。保持器或原矫治器保持 1 年。

（三）牙弓 / 牙槽骨弓高度不调的矫治技术

【概述】

当牙弓 / 牙槽骨弓高度在生长发育过程中异于正常，利用口外支抗控制颅面𬌗垂直向过大，以及活动矫治器前牙平导打开咬合，恢复牙弓 / 牙槽骨高度的不调，分别减轻儿童开𬌗及深覆𬌗，改善儿童露龈微笑等美观问题。

适应证：生长发育期 6~18 岁青少年，上下颌牙弓 / 牙槽骨高度不足。

矫治器选择：带口外弓的功能矫治器或带前牙平导的上颌活动矫治器。

1. 带口外弓的功能矫治器　如改良肌激动器。

（1）口外弓：方向斜向上后（口角到耳屏）。弹性向后向上牵引，每侧 250~400g。

（2）改良肌激动器需咬合重建。

（3）治疗时机：可于儿童上下颌骨发育的早期开始（6 岁），矫治贯穿儿童颌骨高度发育的整个过程（6~18 岁）。

2. 带前牙平导的上颌𬌗垫式矫治器。

（1）前牙平导打开咬合，下颌后下旋转，促进后牙萌出，压低下颌前牙。

（2）前牙平导打开后牙咬合，改善咀嚼肌功能。

（3）治疗时机：可于儿童上下颌骨发育的早期开始（6 岁），矫治贯穿儿童颌骨高度发育的整个过程（6~18 岁）。

【禁忌证】

生长发育停止的成人：18 岁以上者。

【操作步骤】

1. 带口外弓的肌激动器的操作

（1）初诊：取印模，模型制备，咬合记录及重建，制作矫治器。

（2）初次复诊：配戴矫治器及头帽。调节矫治器固位，调整口外弓加力大小（250~400g）。口外弓方向调整为斜向上后方。

（3）加力复诊：复诊检查颌骨及牙槽骨高度生长控制的效果及矫治器固位，必要时调整口外弓加力大小。

（4）矫治结束及保持：持续整个儿童生长发育期。

2. 带前牙平导的上颌活动矫治器的操作

（1）初诊：取印模，模型制备，制作矫治器；

（2）初次复诊：配戴矫治器，调节矫治器固位；

（3）复诊检查：2~3 个月后复诊，检查前牙覆𬌗、覆盖，照相记录；

（4）结束及保持：持续整个儿童生长发育期。

（李小兵）

六、儿童局部固定矫治技术

【概述】

"2×4"技术仅需简单粘接少量托槽，操作简单，多用于替牙列期及恒牙初期的一些简单病例。

矫治器选择：标准方丝弓或直丝弓托槽，正畸常用镍钛丝、澳丝、不锈钢方丝。

【适应证】

早期前牙反𬌗，开𬌗，关闭前牙间隙。

【操作步骤】

1. 托槽粘接　目测确定需粘接托槽的牙齿临床冠中心,表面酸蚀处理。将托槽对准临床冠中心放置,调整近远中、垂直的位置。

2. 弓丝弯制　根据治疗的不同需要,灵活地在弓丝上弯制垂直开大曲、垂直关闭曲,必要时可进行短期的颌间牵引。

【注意事项】

嘱患儿注意口腔卫生,勿咬硬物。

（王娅婷）

七、早期颅颌面功能矫治

（一）骨性Ⅱ类的早期矫治

1. 骨性上颌前突的早期矫治

【概述】

骨性上颌前突主要表现为上颌前突伴(不伴)下颌后缩。早期矫治可改善口颌肌肉系统的紊乱,引导软硬组织的正常生长。儿童混合牙列期的骨性Ⅱ类错𬌗,需注意适应证的选择,早期矫治特别是功能矫形适用于轻中度骨性畸形,且具有生长发育潜力的患者。由于骨性Ⅱ类患者下颌生长潜力低于功能性患者,在医患交流时勿夸大治疗效果,以免造成医疗纠纷。

矫治器设计:

（1）骨性上颌前突伴下颌后缩:配合头帽牵引的肌激动器及改良矫治器,如 Van-beek,带口外弓的 Twin Block 矫治器,根据患者情况可添加扩弓装置、舌刺、舌侧推簧等辅助装置。高角患者采用高位牵引;均角患者采用水平牵引;低角患者采用颈带牵引。

（2）不伴下颌后缩的骨性上颌前突:横腭杆配合头帽牵引,可增加片段弓或上颌全牙列直丝弓辅助内收前牙。牵引方向同上。

【适应证】

骨性上颌前突伴(或不伴)下颌后缩的轻至中度骨性Ⅱ类错𬌗,患者具有生长潜力。

【操作步骤】

（1）初诊

1）颜面检查、全口检查,拍摄全景片及 X 线头颅侧位片,拍摄面像及口内像,取诊断印模,检查诊断。患者口腔宣教。肌功能训练。

2）根据诊断,决定矫治方案及适用的矫治器。

3）取工作模型需要重建咬合的患者需取蜡𬌗,模型制备,制作矫治器。

（2）初次复诊

1）配戴矫治器,调节矫治器固位,初次加力。

2）指导患者及家长使用矫治器,交代注意事项。

3）配戴时间:每天配戴时间不少于 14 小时。复查间隔为 1.5~2 个月。疗程:视患儿严重程度及生长发育阶段,多数为 1~2 年。

（3）加力复诊

1）检查矫治器完好程度及口内配戴适合度,调整矫治器固位力,检查头帽牵引时口外弓方向和牵引力度。

2）肌激动器及改良矫治器每次少量磨出诱导平面。低角患者可适当降低𬌗板高度,引导后牙伸长。

（4）结束与保持:上颌过度发育的患者,上颌在结束矫治后仍会有一定生长及复发,应充分告知患者。覆𬌗、覆盖基本正常,尖牙、磨牙关系 I 类时可结束矫治,中度上颌前突建议在夜间继续配戴头帽 6 个月以上,严重的上颌前突甚至需要在二期矫治时继续配戴头帽牵引。

2. 下颌发育不足的早期矫治

【概述】

骨性下颌发育不足主要表现为伴（或不伴）上颌前突。虽然早期矫治可刺激下颌一定的生长,并引导下颌正确的生长方向,但由于骨性 II 类患者生长潜力低于功能性患者,在医患交流时勿夸大治疗效果,以免造成医疗纠纷。重度骨性下颌后缩,因患者自身遗传、发育因素,其生长潜力较小,预后较差,不适用于早期矫治,应配合正颌外科检查咨询。如重度小下颌患者,需决定是否在儿童时期行下颌骨牵张成骨术。

矫治器设计:

（1）可带扩弓等辅助装置的矫治器:肌激动器、Twin Block、生物调节器,根据患者情况可添加扩弓装置、舌刺、舌侧推簧等辅助装置。

（2）带颊屏的功能矫治器:生物调节器、Fränkel 矫治器,利用颊屏,去除口周肌肉张力,配合肌功能训练,刺激颌骨发育。

【适应证】

表现为下颌发育不足的轻中度骨性 II 类错𬌗,患者具有生长潜力。

【操作步骤】

（1）初诊

1）颜面检查、全口检查，拍摄全景片及 X 线头颅侧位片，拍摄面像及口内像，取诊断印模，检查诊断。患者口腔宣教。肌功能训练。

2）根据诊断，决定矫治方案及适用的矫治器。

3）取工作模型需要重建咬合的患者需取蜡𬌗，模型制备，制作矫治器。

（2）初次复诊

1）配戴矫治器，调节矫治器固位，初次加力。

2）指导患者及家长使用矫治器，交代注意事项。

3）配戴时间：每天配戴时间不少于 14 小时。复查间隔为 1.5~2 月。疗程：视患儿严重程度及生长发育阶段，多数为 1~2 年。

（3）加力复诊

1）检查矫治器完好程度及口内配戴适合度，调整矫治器固位力，检查调整扩弓装置，调整双曲唇弓。

2）肌激动器及改良矫治器每次少量磨出诱导平面。低角患者可适当降低𬌗板高度，引导后牙伸长。

（4）结束与保持：前牙覆𬌗、覆盖基本正常，尖牙、磨牙关系Ⅰ类，口腔不良习惯已纠正时可结束矫治，无需配戴保持器，嘱咐患者坚持肌功能训练，保持口腔卫生。

（彭怡然）

（二）骨性Ⅲ类的早期矫治

【概述】

骨性Ⅲ类的早期矫治，应去除不良习惯，消除𬌗干扰，促进发育不足的上颌骨生长，抑制发育过度的下颌骨，在骨性错𬌗发生的早期进行干预。

矫治器选择：混合牙列时期是治疗Ⅲ类错𬌗的重要时期。可选用功能调节器抑制下颌向前下生长；可选用前牵引矫治器刺激上颌骨生长；一些诊断明确，极为严重的骨性Ⅲ类患儿（ANB 角 <-4°，反覆盖大，前牙代偿明显），暂时不做正畸治疗

1. FR-Ⅲ的早期矫治

【适应证】

上颌轻度发育不足，下颌基本正常或轻度前突；处于生长高峰期或高峰前期的患儿。

【操作步骤】

（1）初诊：收集资料，𬌗重建，取印模，制备模型，制作矫治器。

（2）第一次复诊：试戴矫治器，调磨矫治器尖锐部分，教患儿进行唇封闭训练。配戴时间：初戴时可每天戴 1~3 小时，若有不适及时调改，若无不适则逐步延长配戴时间，戴用矫治器时间≥14 小时。

（3）复诊：每 2~3 个月复诊一次，检查患儿配戴时间，根据患儿情况调整矫治器。

（4）结束及保持：达到正常的覆𬌗、覆盖关系，磨牙达到中性关系后即可进入保持，继续戴用原矫治器进行保持，直到后牙咬合关系完全建立，方可进入二期治疗。

2. 面具式前牵引装置的早期矫治

【适应证】

上颌发育不足、下颌发育基本正常的年轻患儿。

【操作步骤】

（1）初诊：收集资料，取印模，制备模型，制作矫治器（口内𬌗垫式矫治器，上尖牙处附牵引钩）。

（2）第一次复诊：试戴𬌗垫式矫治器，调节头帽装置。

1）矫治力大小：使用橡皮筋进行加力，每侧 300~500g，每天更换一次橡皮筋。

2）前牵引方向：有开𬌗倾向的 Ⅲ 类患儿，为减轻前牵引产生的逆时针旋转，应采用前下 30° 方向的矫形力；对于前牙反覆𬌗较深的 Ⅲ 类患儿，可借助前牵引产生的逆时针旋转，采用平齐𬌗平面或者前上 30° 方向的矫形力。

3）RME：临床已经将 RME 作为上颌前牵引治疗的常规组成部分。

4）戴用时间：每天使用 12~14 小时为佳。

（3）复诊：每 2~3 月复诊 1 次，检查患儿配戴时间，根据患儿情况调整矫治器及加力大小。

（4）结束及维持：达到正常的覆𬌗、覆盖关系，磨牙达到中性关系后即可进入保持，前牵引治疗后需要继续刺激上颌骨的生长才能维持疗效，可采用 FR- Ⅲ 型矫治器进行保持，保持到恒牙𬌗可进入第二期，换用固定矫治器进行进一步治疗。

（李小兵　张扬根）

第四节　儿童错𬌗畸形相关矫治器的技工室制作

一、活动矫治器固位卡环、作用力部分及连接体的制作

（一）固位卡环

1. 单臂卡环

（1）组成：卡环尖、卡环臂、连接体三部分组成。

（2）制作步骤

1）选用 0.8~1.0mm 的不锈钢丝弯制。

2）卡环末端将其弯入邻间隙内，形成卡环尖；沿着龈缘线弯制形成卡环臂；沿着𬌗外展隙弯制至舌侧，在舌侧的组织面形成连接体。

2. 改良箭头卡环

（1）组成：桥体、箭头、连接体三部分组成。

（2）制作步骤

1）模型修整，刻去石膏模型上基牙颊侧近远中邻间隙龈乳头处的石膏，深度约为 0.5mm。

2）用直径为 0.7~0.8mm 的不锈钢丝弯制。恒牙选用 0.8mm，乳牙选用 0.7mm。

3）卡环桥体的长度略小于基牙近远中的宽度，卡环的桥体部分常位于基牙颊侧的中间部分，卡环的桥体部分应与基牙的𬌗面平行，应离开基牙的颊面。

4）连接体钢丝末端沿着基牙颊侧接触点的位置越过𬌗外展隙、舌外展隙进入舌侧组织面形成连接体，末端连接体应均匀离开组织面约 0.5~1.0mm，以便埋入基托内。

3. 邻间钩

（1）组成：固位钩、连接体组成。

（2）制作步骤

1）模型修整：刻去石膏模型上颊侧邻间点下方龈乳头约 0.5mm。

2）用尖头钳夹住钢丝的尖端弯制形成一个长约 1.0mm 的小钩,此钩应尽量进入邻间隙接触点的龈方,再沿着颊外展隙弯向𬌗外展隙,最后沿着𬌗外展隙弯向舌侧形成连接体埋入基托内。

（二）作用力部分

1. 双曲舌簧

制作步骤:

（1）选用直径为 0.5mm 的不锈钢丝制作。

（2）从被矫治牙齿舌侧的近中邻面边缘嵴开始,沿着龈缘的弧度从牙的近中向远中,弯制双曲舌簧的游离端,在远中舌侧邻面边缘转折形成第一个曲。然后用细丝钳平行于第一个曲弯制第二个曲,弯制第二个曲的宽度要比第一个曲的宽度稍微短一点。应注意弯制双曲的转折处一定要圆钝。

（3）双曲舌簧的平面形成后,用细丝钳夹住双曲舌簧的平面,将钢丝向下弯制 90° 形成连接体,双曲的平面应与牙体长轴垂直。将连接体的末端完成小圈。

（4）连接体应均匀离开组织面 0.5mm,至少 2/3 包埋于基托。

2. 双曲纵簧　主要是用于矫治需要近远中移动的牙齿。

制作步骤:

（1）选用直径为 0.5~0.7mm 的牙用不锈钢丝弯制。

（2）先按照弯制双曲舌簧的方法弯制双曲,双曲弯制完成后,用梯形钳夹住钢丝的末端向下弯制形成连接体,双曲的游离端位于需要移动牙齿的邻面位置。

3. 双曲唇弓

制作步骤:

（1）选用 0.7~0.9mm 的牙用不锈钢丝制作双曲唇弓。

（2）双曲唇弓的水平部分位于前牙的唇侧。

（3）双曲唇弓的双曲应对称、平行、大小一致。

（4）双曲唇弓的双曲宽度一般为尖牙的近远中的 1/2~2/3,其顶端位于龈缘 4~5mm,均匀离开组织面约 1mm。

（5）双曲唇弓一般在尖牙的远中边缘嵴的位置越过𬌗间隙进入牙弓的舌侧形成连接体。

（三）连接体部分

1. 基托制作要求

（1）基托的厚度一般约为 2.5mm。

（2）基托应与组织面紧密贴合,边缘应光滑。

2. 基托的制作要点

（1）钢丝弯制完成后,用蜡将弯制好的钢丝固定在模型上。

（2）用红蓝铅笔画出基托的范围。

（3）用直径为 3.5mm 的蓝色蜡线条围出矫治器基托边缘。

（4）将模型充分泡水后涂布分离剂。

（5）涂塑法制作基托,直至厚度达 2.5mm。

（6）自凝树脂制作的矫治器置于恒温水中（40℃）,高压下（0.2MP）聚合。

（7）打磨、抛光。

二、功能矫治器的制作

（一）肌激动器的制作

1. 结构　肌激动器由固位卡环、唇弓和树脂基托三部分组成。

2. 制作步骤

（1）印模和模型:与一般的活动矫治器制作要求一样,牙列清晰,前庭沟底明显。

（2）咬合重建:记录咬合,重建𬌗位置产生肌功能矫治力。

（3）𬌗关系转移:用简单𬌗架。

（4）弓丝的弯制:固位卡环选择箭头卡环,唇弓选择 0.9~1.0mm 的不锈钢丝弯制。弯制方法同箭头卡环和唇弓的弯制方法。然后将弯制好的钢丝固定在模型上。

（5）基托的制作和要求:同基托的制作规范。

（6）矫治器成形:与基托制作成形一致。

（二）功能调节器的制作

1. 结构　功能调节器由基托和钢丝两部分组成。

2. 制作步骤

（1）印模与模型:同印模制取。

（2）咬合重建：调整下颌使之达到正常覆𬌗、覆盖位置。

（3）转移咬合重建记录𬌗关系。

（4）修整模型：是制作功能调节器中最重要的一步。修整模型和制作唇挡和颊屏有关。FR-Ⅲ只修整上颌模型；FR-Ⅰ、FR-Ⅱ同时修整上下颌模型。沿着上颌前庭沟黏膜转折处向下修整 3mm 左右，唇颊系带不能修整。

（5）铺隔离蜡：上下颌牙齿和牙槽突都要铺隔离蜡，隔离蜡的厚度一般约为 2.5~3.0mm，修整模型前庭沟底约为 2.5mm，近𬌗缘处约 3.0mm。

（6）钢丝部分弯制：用直径 0.8~1.2mm 钢丝弯制。

（7）唇弓：FR-Ⅰ、FR-Ⅱ上唇弓位于牙冠中 1/3；FR-Ⅲ下唇弓位于龈 1/3。

（8）𬌗支托：FR-Ⅰ、FR-Ⅱ和腭弓连接，置于上颌第一磨牙𬌗面，钢丝直径 1.0mm；FR-Ⅲ的𬌗支托于上下颌第一磨牙分别放置，上颌钢丝直径 1.0mm，下颌钢丝直径 0.9mm。

（9）前腭弓：选择 0.9mm 的不锈钢丝弯制，前腭弓前牙的舌侧呈一样的弧形，水平部分位于前牙舌隆突上，在尖牙的舌侧弯制一个 U 形曲，在尖牙和第一前磨牙或乳磨牙之间越过𬌗外展隙进入颊屏。

（10）腭弓（横腭杆）：选择 1.2mm 的不锈钢丝弯制，先弯制腭弓中间部分的 Ω 曲，Ω 曲的朝向是向前部的，再将钢丝弯制形成与黏膜相似的弧形，离开黏膜约 1.0mm，从最后一颗磨牙的远中面进入颊屏。

（11）尖牙曲：选用直径 0.9mm 的不锈钢丝。FR-Ⅰ形似单臂卡钩住尖牙，与咬合面平行进入颊屏；FR-Ⅱ形似横向的 U 形曲进入颊屏，诱导尖牙的萌出。

（12）舌托：两个大的双曲舌簧和大连接体形成舌托。

（13）连接体的弯制：唇挡、颊屏的连接体选择 0.9mm 的不锈钢丝弯制，唇挡连接体的弯制中间形成 V 形，这样可以避免刺激唇系带，唇挡颊屏的连接体的弯制中间形成 U 形，这样可以调节唇挡和牙齿的距离。

（14）树脂部分的制作：与基托制作规范一致。

（三）生物调节器（Bionator）的制作

1. 组成 唇弓、颊曲、腭杆、基托四部分组成。

2. 制作步骤

（1）印模与模型：同印模制取。

（2）咬合重建：调整下颌的正常覆𬌗、覆盖位置。

（3）转移咬合重建记录骀关系。

（4）唇弓、颊曲弯制：取 0.9~1.0mm 的不锈钢丝，于上切牙唇面中份弯制唇弓部分，唇弓位于双侧尖牙唇面中份，弯向下稍向内收至第一磨牙近中颊尖处转向龈方至第一磨牙牙冠颈 1/3 至尖牙远中形成颊曲，颊曲应离开牙面 2mm，然后从尖牙的远中骀间隙进入舌侧基托形成连接体。颊曲的作用类似于功能矫治器的颊屏。

（5）腭杆：选择 1.2mm 的不锈钢丝弯制，腭杆形似 U 形曲，离开腭侧黏膜 1.5mm。

（6）树脂基托制作：将弯制好的钢丝固定在模型上，进行基托的制作。

（7）打磨、抛光：树脂基托制作完成后，进行打磨、抛光，完成矫治器的制作。

三、固定矫治器的制作

（一）固定扩弓矫治器

1. 基本组成　第一磨牙带环、第一前磨牙带环、快速扩弓器。

2. 制作步骤

（1）第一磨牙上试成品带环，取印模，灌注石膏模型。

（2）制作第一前磨牙上的个别带环。

（3）弯制成品的固定螺旋扩弓器，螺旋扩弓器底部应离开黏膜，扩弓器钢丝应均匀离开黏膜约 1mm。钢丝应在带环的中间部位。第一磨牙带环、第一前磨牙带环之间选择用 1.2mm 的不锈钢丝弯制，将其连接起来。

（4）用蜡将扩弓器和钢丝固定在模型上，再用石膏将其包埋起来。在焊接之前用热水将蜡去掉。用银焊或激光焊接的方式将其焊接，焊接完成后将其打磨、抛光。固定螺旋扩弓器的制作完成。

（二）固定推磨牙向远中（摆式）矫治器

1. 基本组成　由上颌腭托、固位装置、弹力部分组成。

2. 制作步骤

（1）制作带环：在第一磨牙上试戴成品带环，用点焊机将腭管焊接在成品带环上，取印模，灌注模型。

（2）固位装置在第一前磨牙上制作个别带环。

（3）弯制连接丝：连接固位装置的钢丝选择 0.9mm 的不锈钢丝弯制。将弯制好的钢丝焊接在第一前磨牙的带环上。

（4）弹力部分钢丝：选择 0.8mm 的不锈钢丝弯制。由树脂基托中的固位体、螺旋闭合曲、U 形曲、插入腭管部分的钢丝组成。

（5）用蜡固定好钢丝，进行基托的制作。

（6）制作完成后，进行打磨、抛光。完成摆式矫治器的制作。

（三）横腭杆

1. 组成部分　第一磨牙带环、带 Ω 曲的钢丝部分。

2. 制作步骤

（1）带环制作：在第一磨牙上试成品带环，取印模，灌注模型。

（2）带 Ω 曲的钢丝弯制：选择 1.2mm 的不锈钢丝弯制，先弯制钢丝的中间部分 Ω 曲，Ω 曲应离开黏膜约 1.5mm，以防止压迫。再弯制两端部分，两端的钢丝都应均匀离开黏膜约 1.0mm，两末端的钢丝应在位于带环的中间位置。

（3）包埋固定、打磨、抛光。完成横腭杆的制作。

（四）固定前牵引 + 快速扩弓矫治器

1. 组成　第一磨牙带环、第一前磨牙带环、快速扩弓器、牵引钩。

2. 制作步骤

（1）第一磨牙上试戴成品带环，取印模，灌注模型。

（2）在第一前磨牙上制作个别带环，弯制好快速扩弓器，将其焊接于第一前磨牙和第一磨牙带环的舌侧中间位置即可。

（3）弯制牵引钩：牵引钩位于尖牙的远中 1/3 处，牵引钩固定于第一前磨牙和第一磨牙带环的中间位置。将牵引钩焊接于带环的中间位置即可。

（4）焊接完成后，打磨、抛光。完成固定式前牵引 + 快速扩弓矫治器的制作。

四、运动护齿的制作

1. 组成　软膜片压制而成。

2. 制作步骤

（1）制取上下颌印模，灌注模型，修整模型。

（2）按照牙尖交错位上𬌗架。上颌涂塑分离剂。

（3）将上颌从𬌗架上取下放在压模机上，设置烤软膜片预定的时间，将膜片压在上颌模型上。重复两次（因选择的是 3.0mm 的软膜片，所以需要压两次）。

（4）完成后将上颌固定在𬌗架上，将压好的运动护齿放在上颌，将其烤软后将下颌咬上，得到有下颌咬合印记的运动护齿。将其边缘修整圆滑。完成运动护齿的制作。

（李小兵）

参考文献

1. Limeback Hardy. Comprehensive preventive dentistry. Chicago: Wiley-Blackwell, 2012.

2. Norman O. Harris, Franklin Garcia-Godoy, Christine Nielsen Nathe. Primary Preventive Dentistry. 8th ed. Pearson Education Limited, 2013.

3. 胡德渝. 预防口腔医学. 第6版. 北京：人民卫生出版社, 2012.

4. Jeffrey A. Dean. McDonald and Avery's Dentistry for the Child and adolescent. 10th ed. Elsevier, 2016.

5. Jimmy R. Pinkham. 儿童口腔医学. 葛立宏, 译. 北京：人民卫生出版社, 2009.

6. Richard Welbury, Paediatric Dentistry. Third Edition. Oxford University Press, 2005.

7. Stanley F. Malamed. 实用口腔诊疗镇静技术. 葛立宏, 译. 北京：人民卫生出版社, 2014.

8. 葛立宏. 儿童口腔医学. 第4版. 北京：人民卫生出版社, 2012.

9. Jerrold Lerman, Charles J coto, Pavid J. Steward. 婴幼儿麻醉及常见综合征手册. 李超, 译. 北京：世界图书出版公司, 2013.

10. Kosh G, Poulsen S. Pediatric Dentistry: A Clinical Approach. 2nd ed. Wiley-Blackwell, 2009.

11. American Academy of Pediatric Dentistry Council on Clinical A. Guideline on pediatric oral surgery. Pediatr Dent, 2005, 27: 158-164.

12. American Academy on Pediatric Dentistry Council on Clinical A. Guideline on Management Considerations for Pediatric Oral Surgery and Oral Pathology. Pediatr Dent, 2015, 37: 85-94.

13. Mittal M, Murray AM, Sandler PJ. Maxillary labial fraenectomy: indications and technique. Dent Update, 2011, 38: 159-162.

14. Segal LM, Stephenson R, Dawes M, et al. Prevalence, diagnosis, and treatment of ankyloglossia: methodologic review. Can Fam Physician, 2007, 53: 1027-1033.

15. Buryk M, Bloom D, Shope T. Efficacy of neonatal release of ankyloglossia: a randomized trial. Pediatrics, 2011, 128: 280-288.

16. J Ata Ali CC, C Bonet, J Balaguer, et al. Oral mucocele: review of the literature. J ClinExp Dent, 2010, 2: 18-21.

17. Yague Garcia J, Espana Tost AJ, Berini Aytes L, et al. Treatment of oral mucocele scalpel versus CO_2 laser. Med Oral Patol Oral Cir Bucal, 2009, 14: 469-474.

18. William R Proffit. Contemporary orthodontics. 5th ed. St. Louis: Mosby, 2014.

19. 李小兵. 牙弓/牙槽骨弓的塑形矫治. 华西口腔医学杂志, 2016, 34（6）: 556-563.

20. 詹淑仪. 口腔活动矫治器的应用. 北京: 人民卫生出版社, 1991.

21. 李小兵. 儿童早期肌功能训练与错𬌗畸形预防矫治. 国际口腔医学杂志, 2015, 42（3）: 249-254.

22. 罗颂椒. 当代实用口腔正畸技术与理论. 北京: 科技文献出版社, 2010.

23. 赵志河. 正畸治疗方案设计: 基础、临床及实例. 北京: 人民卫生出版社, 2008.

24. 陈扬熙. 口腔正畸学 —— 基础、技术与临床. 北京: 人民卫生出版社, 2012.